Suk-Jae Kim | „Cockpitbuddy“

Flugangst

Wie kann ich endlich angstfrei fliegen?

SUK-JAE KIM | „COCKPITBUDDY“

FLUG ANGST

WIE KANN ICH ENDLICH ANGSTFREI FLIEGEN?

Community EDITIONS

INHALT

1 THIS IS YOUR PILOT SPEAKING

Hallo und *welcome aboard!*

Mein Name ist Suk-Jae Kim und vielleicht kennst du mich schon von Instagram oder durch meinen Podcast „Cockpitbuddy“.
Ich bin seit über 20 Jahren Pilot und fliege aktuell bei einer großen deutschen Airline. Neben dem Fliegen helfe ich außerdem Menschen dabei, ihre Flugangst zu überwinden.

Ich erzähle dir in diesem Buch nicht nur, warum das Fliegen sicher ist, sondern auch, wie du lernen kannst, deine Flugangst in den Griff zu bekommen. Dabei zeige ich dir, wie ich selbst mit Ängsten umgehe, denn auch ich hatte Höhenangst (ja, wirklich!).

EIN PAAR WORTE ZU MIR

Wie mein Name schon verrät, habe ich koreanische Wurzeln, bin aber in Deutschland geboren und aufgewachsen – genauer gesagt im Schwabenländle. Mittlerweile wohne ich in Hessen, bin verheiratet und Vater von zwei wundervollen Jungs.

Schon als kleines Kind hat mich das Fliegen so begeistert, dass ich täglich mit Lego oder anderen Bausteinen Flugzeuge und Raumschiffe gebaut habe – genauso wie mein großer Sohn heute. Und so war klar, dass ich später mal Pilot werden wollte. Ein paar Umwege musste ich in Kauf nehmen, aber 2001 konnte ich tatsächlich meine Flugausbildung starten und ich fliege seit 2005 Passagiermaschinen: zuerst bei Hapag-Lloyd (heutige TUIfly) und mittlerweile seit über 17 Jahren bei einer großen deutschen Airline. In dieser Zeit habe ich über 10.000 Flugstunden gesammelt und circa eine Million Passagiere sicher an ihr Ziel gebracht.

Selbst nach all den Jahren ist es immer noch unbeschreiblich schön, im Cockpit zu sitzen und diesen Traum zu leben, den ich als Junge hatte. Es wird nie langweilig beim Fliegen, ganz im Gegenteil: Ich liebe es, die Welt von oben zu beobachten, auf den Wolken zu surfen und die schönsten Sonnenauf- und -untergänge zu bestaunen. Für mich ist das Fliegen nicht nur ein Beruf, sondern eine ganz große Leidenschaft.

Ich habe festgestellt, dass die Fliegerei eine große Faszination auf die Menschen ausübt, dass sich aber auch viele Mythen, Vorurteile und (Fake) News verbreiten, die bei immer mehr Menschen Angst vorm Fliegen auslösen. Viele Freunde und Bekannte haben mir allerlei Fragen gestellt und mir von ihren Sorgen und Ängsten beim Fliegen berichtet.

Daher habe ich vor ein paar Jahren meinen Podcast „Cockpitbuddy“ ins Leben gerufen, um genau diese Fragen zu beantworten und um all die Berufe vorzustellen, die es in der Welt des Fliegens gibt.

Auch auf Social Media bin ich sehr aktiv und poste immer wieder kurze Videos, in denen ich bestimmte Aspekte der Fliegerei möglichst einfach und verständlich erkläre. Schau also gerne mal vorbei, du findest mich zum Beispiel bei Instagram, YouTube oder TikTok unter dem Namen „Cockpitbuddy“.

EIN PILOT UND HÖHENANGST? WIRKLICH?

Wie es ist, mit einer irrationalen Angst zu leben, weiß ich nur zu gut. Ich hatte nämlich jahrelang Höhenangst. Ja, wirklich – auch als Pilot.

Die meisten müssen erst einmal schmunzeln oder lachen, wenn sie das hören. Ein Pilot und Höhenangst, das kann man sich kaum vorstellen.

Aber die Flughöhe war für mich auch nie das Problem. Höhe bedeutet beim Fliegen nämlich Sicherheit und solange ich den Boden nicht gesehen habe, war alles in Ordnung.

Anders war es, wenn ich nach unten schauen konnte. Nur mit großer Mühe und unter Angstschweiß konnte ich auf eine hohe Leiter klettern. Wenn ich im Flieger an der Tür stand und die Treppe oder die Fluggastbrücke noch nicht bereitstand, bekam ich Herzrasen.

Doch dann gab es einen Schlüsselmoment auf dem Eiffelturm. Angesichts der langen Schlange vor dem Aufzug hatten meine Frau und ich beschlossen, über die Treppen zu Fuß wieder hinunterzusteigen. Und du kennst eventuell die Stufen des Eiffelturms – die mit dem Gitter, durch das man den Boden drunter sehen kann. Mir wurde beim Abstieg immer mulmiger zumute und Panik machte sich breit, während ich Schritt für Schritt weiterging, beide Hände am Geländer. Ich konnte kaum runterschauen, aber gleichzeitig auch nicht wegsehen. Dabei wurden die Gedanken in meinem Kopf immer wilder und ich habe mir die verschiedensten Fragen gestellt, was passieren würde, *wenn …*

Mir wurde klar, dass es so nicht weitergehen kann, und ich habe dort auf dem Eiffelturm beschlossen, dass sich etwas ändern muss. Mir ist bewusst geworden, dass ich selbst die Wahl habe, ob ich meiner Angst und den negativen Gedanken den Raum in meinem Kopf gebe – oder ob ich diese Gedanken ersetze und meinen Fokus darauf lege, dass keine wirkliche Gefahr besteht.

Ich habe Tools und Methoden kennengelernt, die mich dabei unterstützt haben, meine Angstgedanken anzunehmen und zu entscheiden, wie ich darauf reagiere. Das ging natürlich nicht von jetzt auf gleich, sondern hat viel Eigeninitiative gebraucht, um dranzubleiben und meine Angstgewohnheiten zu ändern. Ich habe mir mit der Zeit mein eigenes Programm überlegt, das ich abspiele, sobald sich Angstgedanken einschleichen.

Es geht nämlich nicht darum, gar keine Angst zu haben. Angstgedanken haben wir alle in irgendeiner Form. Aber unsere Reaktion darauf macht den Unterschied zwischen Angst und Mut.

Dieses Programm und die darin enthaltenen Tools gebe ich seit einigen Jahren in meinem Seminar weiter und konnte damit schon vielen Menschen helfen, wieder Freude am Fliegen zu finden und ihre Reise- und Lebensträume zu erfüllen.

WARUM DIESES BUCH?

Ich möchte dir in diesem Buch zeigen, dass das Fliegen sicher ist, und hoffe, es kann dir eine Hilfe sein, falls du Flugangst hast.

Flugangst zeigt sich bei jeder und jedem anders und alle fürchten sich vor unterschiedlichen Dingen, aber jede Angst sollte ernst genommen werden. Durch viele Gespräche mit Passagieren mit Flugangst weiß ich, dass die meisten sich vor Themen wie Turbulenzen, Start und Landung, Wetterlage oder auch vor den verschiedenen Geräuschen während des Fluges fürchten. Genau auf diese Bereiche werde ich genauer eingehen. Ich werde dir erklären, wie verschiedene Dinge in der Fliegerei ablaufen oder funktionieren, damit du in Zukunft weißt, dass die Horrorvorstellungen, die du manchmal im Kopf hast, nicht der Realität entsprechen.

In meiner Zeit als „Cockpitbuddy" habe ich schon vielen Personen helfen dürfen, darunter Menschen aller Altersklassen und Geschlechter und solche, die schon zehn oder 20 Jahre nicht mehr geflogen sind – oder noch nie.

Viele glauben, sie werden ihre Angst nie wieder los und müssen die Einschränkungen in Kauf nehmen. Doch in meinen Augen kann jeder und jede lernen, besser mit den eigenen Angstgedanken umzugehen. Und wenn ein Pilot mit Höhenangst es geschafft hat, dann kannst du es sicherlich auch.

Ich möchte mich bei dir bedanken für das Vertrauen, das du in mich beziehungsweise in mein Buch setzt. Ich wünsche dir viel Spaß beim Lesen und ganz viel Erfolg beim Umsetzen der Tools gegen deine Flugangst.

Ich wünsche dir und deinen Liebsten alles Gute – und vielleicht sieht man sich mal an Bord eines Flugzeugs.

Bis dahin *always happy landings.*

Dein Cockpitbuddy Suk-Jae

Noch ein kurzer Disclaimer: Ich bin weder Arzt, Psychologe noch Psychiater, das heißt, ich kann und darf dir keinen medizinischen Rat geben. Ich bin Airline-Pilot und Coach für Menschen, die lernen wollen, entspannt zu fliegen. Die folgenden Inhalte spiegeln meine persönliche Meinung und meine eigenen Erfahrungen wider. Bitte such dir bei Bedarf nach eigenem Ermessen medizinische und/oder psychologische Hilfe.

2 FASZINATION FLIEGEN VS. FLUGANGST

Die Angst vor dem Fliegen ist oft unangenehm und für manche kaum auszuhalten. Viele Betroffene haben neben Angstgefühlen auch körperliche Symptome, können schon Tage vor dem Flug nicht gut schlafen und machen sich viele Sorgen und Gedanken. Auch die Reise selbst oder den Aufenthalt am Zielort können sie nicht hundertprozentig genießen, denn die Gedanken kreisen nach der Ankunft schon wieder um den Rückflug. Vielleicht erkennst du dich selbst darin wieder?

WAS FLUGANGST IST UND WIE SIE SICH ÄUSSERT

Es gibt viele Variationen von Flugangst und Betroffene verspüren sie auch unterschiedlich intensiv. Um dich einmal selbst einzuschätzen, schau dir die folgende Liste an. Welche(r) dieser Punkte macht (oder machen) dir am meisten Angst?

- Start und/oder Landung
- Turbulenzen
- „Kontrollverlust“, also die Angst, die Kontrolle abzugeben
- technische Fehler, Versagen der Maschine
- Absturz
- Wetter (Gewitter, Sturm, Böen et cetera)
- Fliegen über Wasser
- Nachtflug
- unbekannte Geräusche
- ungewöhnlicher Druck auf den Körper
- enge Räume

- kleine Flugzeuge oder Propellerflugzeuge
- Zusammenstoß von Flugzeugen
- Bestimmte Flugzeugtypen, z. B. Boeing 737 MAX
- Terrorgefahr
- Suizid von Piloten
- Pilotenfehler oder sonstiges menschliches Versagen
- Abkippen oder andere ungewöhnliche „Manöver“
- Billig-Airlines
- große Höhen
- mögliche Panikattacke ohne Fluchtmöglichkeit oder Privatsphäre
- lange Flugzeit, während der man eingeschlossen ist
- das Unbekannte („nicht wissen, was kommt“)

Egal, in welchen Punkten aus der obigen Liste du dich wiedergefunden hast: Deine Angst ist real. Die Frage ist nun aber: Ist es auch die Gefahr, auf die sich deine Ängste beziehen?

ANGST VS. GEFAHR

Fliegen folgt festen Prozessen und geschieht nicht willkürlich. Luftfahrtbehörden weltweit legen strenge Richtlinien fest, die wir als Piloten sorgfältig befolgen müssen, um die Sicherheit und Effizienz des Luftverkehrs zu gewährleisten. Auch die Abläufe im Cockpit sind teilweise Schritt für Schritt von den Flugzeugherstellern vorgegeben und müssen zwingend eingehalten werden. Wir Piloten verbringen zudem einen Großteil unseres Fliegerlebens damit, verschiedene (Notfall-) Situationen im Simulator zu trainieren, damit wir im Ernstfall adäquat und effektiv reagieren können. Dazu aber später mehr.

NICHT MAL HALB SO SCHLIMM: TURBULENZEN

Sehen wir uns mal als Beispiel Turbulenzen genauer an: Viele denken, leichtes oder auch kräftigeres Wackeln und Ruckeln beim Fliegen sei gefährlich und könnte auf einen Defekt hinweisen oder ein Grund dafür sein, dass ein Flugzeug abstürzt. Das ist aber nur ein Mythos und hat mit der Wirklichkeit nichts zu tun.

Ein Flugzeug ist so gebaut, dass es den stärksten Turbulenzen standhält, sie sind für das Flugzeug ungefährlich. Turbulenzen sind *kein* Indikator für einen Absturz oder technischen Defekt. Sofern du angeschnallt sitzen bleibst, wird dir in der Regel nichts passieren (die meisten Verletzungen treten nämlich dann auf, wenn Fluggäste nicht angeschnallt sind oder von herumfliegenden Gegenständen getroffen werden).

Viele glauben, bei Turbulenzen bewege sich das Flugzeug zig Meter auf und ab. Das ist nur die gefühlte Wahrheit, denn eigentlich bewegt sich das Flugzeug kaum, eher ein paar Zentimeter, und für uns Piloten ist es auch kein Notfall, sondern gehört zum Fliegen dazu. Wenn es moderate oder auch mal sehr starke Turbulenzen sind, schauen wir, ob wir komfortablere Lufträume aufsuchen können, falls die nicht schon durch andere Flugzeuge belegt sind.

Eine wirkliche Gefahr für das Flugzeug besteht bei Turbulenzen also zu keinem Zeitpunkt. Was Turbulenzen tatsächlich sind und wie sie entstehen, liest du ab Seite 75.

Das Gefährlichste am Fliegen ist statistisch die Fahrt zum und vom Flughafen – denn die Gefahr für einen Unfall ist beim Autofahren verhältnismäßig hoch! Paradoxerweise haben davor nur recht wenige Menschen Angst. Wenn du die Autofahrt überstanden hast, liegt das Schlimmste hinter dir.

MÖGLICH VS. WAHRSCHEINLICH

Viele Personen mit Flugangst fokussieren sich immer darauf, was möglich ist, und nicht auf das, was wahrscheinlich ist. Viele fühlen sich, als wäre es „vorherbestimmt“, dass ausgerechnet ihr Flug nicht gut endet.

Oder glauben, ihr „Glück" sei mit den letzten gut gegangen Flügen aufgebraucht. Und klar: Es ist nie zu hundert Prozent ausgeschlossen, dass etwas schiefgeht, egal ob beim Fliegen oder mit anderen Verkehrsmitteln.

Nur weil etwas möglich ist, bedeutet das jedoch nicht automatisch, dass es auch wahrscheinlich ist.

Nehmen wir mal als Beispiel das Lottospielen. Natürlich ist es möglich, dabei Millionär zu werden, aber die Wahrscheinlichkeit ist mehr als bescheiden. Stell dir für einen kurzen Moment vor, jemand füllt einen Lottoschein aus und jubelt direkt beim Abgeben und fühlt sich so, als hätte er den Hauptgewinn in der Tasche. Klingt absurd, oder? Beim Thema Flugangst passiert das tagtäglich. Leute buchen sich ein Ticket und fühlen den Schmerz der Angstgedanken schon Tage vor dem Flug, obwohl gar nichts passiert ist und statistisch betrachtet auch nichts passieren wird.

Das Risiko, in einen tödlichen Flugunfall verwickelt zu sein, liegt ungefähr bei 1:16 Millionen Flügen! Nur um diese Zahl ins Verhältnis zu rücken: Wenn du von Tag eins in deinem Leben jeden Tag zehn Flüge absolvieren und 100 Jahre alt würdest, dann hättest du insgesamt 365.000 Flüge geschafft. Das sind noch nicht mal eine halbe Million Flüge.

Unsere Angstgedanken kreisen ständig um die Frage: Was wäre, wenn ...? Aber in der Realität passiert es schlicht und ergreifend nicht. Wir haben Bilder und Vorstellungen aus irgendwelchen Medien im Kopf, die aber nicht der Wahrheit entsprechen. Die Zahlen sind sehr eindeutig, wie du auch ab Seite 16 lesen kannst (ZDF: Zahlen, Daten, Fakten).

WISSEN VS. FÜHLEN

Das, was du fühlst, ist real, die Gefahr ist es aber keineswegs. Unser Gehirn unterscheidet das nur nicht.

Die negativen Verknüpfungen zum Thema Fliegen verstärken sich, je mehr (negative) Schlagzeilen du über das Fliegen liest, je mehr Videos, Bilder oder Geschichten du dazu siehst und hörst. All das speichert das Unterbewusstsein ab.

Um die Flugangst zu überwinden, hilft es, sich das richtige Wissen anzueignen. Dazu werde ich dir in den folgenden Kapiteln erzählen, wie das Fliegen abläuft, wie wir Piloten arbeiten und wie wir geprüft werden. Auch werde ich dir näher beschreiben, warum ein Flugzeug durch technische Redundanzen (zusätzliche Sicherungen) sicher ist.

Doch dieses Wissen alleine reicht nicht. Wenn du es nicht anwenden und verinnerlichen kannst, wirst du dir immer wieder neue Fragen stellen, die deine Sorgen befeuern. Es ist also wichtig, dass du in Einklang bringst, was du weißt und was du fühlst. Und auch dazu werde ich dir in den späteren Kapiteln ein paar Tools und Tipps geben.

Ein kleines Beispiel: Die meisten Raucher wissen, dass Rauchen der Gesundheit schadet und langfristig tödlich ist. Aber das Wissen alleine hilft ihnen nicht, damit aufzuhören.

Bestimmt erinnerst du dich: Vorhin habe ich dir erklärt, dass bei Turbulenzen keine Gefahr besteht, solange du angeschnallt bist. Hilft dir das aber beim nächsten Flug, wenn es turbulent wird? Eher nicht, weil du es trotz dieses Wissens anders wahrnimmst und es sich anders anfühlt. Dank unserer Vorstellungskraft befinden wir uns in solchen Momenten in einer anderen (Gefühls-)Welt, die in der Regel nichts mit der Realität zu tun hat.

ZDF: ZAHLEN, DATEN, FAKTEN

Der von Flugangst geplagten Gefühlswelt zum Trotz ist das Flugzeug eines der sichersten Transportmittel überhaupt. Das belegen seit Jahren Zahlen und Statistiken, von denen ich dir ein paar vorstellen möchte. Klingt vielleicht trocken, ist aber hilfreich, um ein realistisches Bild vom Fliegen zu bekommen – also, packen wir's an.

STRAßEN- VS. LUFTVERKEHR

Vor der Corona-Pandemie gab es in Deutschland jährlich circa 3.000 bis 4.000 Todesopfer im Straßenverkehr. Im Jahr 2023 waren es 2.830 Tote und circa 365.000 Verletzte.

Weltweit gab es sogar 1,19 Million Opfer im Jahr 2023. Der Straßenverkehr ist laut der WHO sogar die Todesursache Nummer eins bei jungen Menschen.

Dagegen ist die Zahl der Opfer in der Fliegerei seit Jahrzehnten stark im Sinken begriffen. Sie geht gegen null, und das bei steigenden Flugbewegungen und auch wachsendem Passagieraufkommen.

Im Jahr 2023 gab es circa 32 Millionen Flüge mit etwa 8,7 Milliarden Passagierinnen und Passagieren. Und darauf kam nur ein einziger Unfall mit 72 Opfern auf einem Flug innerhalb Nepals.

Durch die Medien erfahren von diesem Unfall natürlich alle, die sich dafür interessieren und möglicherweise auch davor Angst haben. Ein Vorfall mit einem Flugzeug ist in der Regel in wenigen Minuten in den News und auch in vielen sozialen Medien zu finden. Der Algorithmus ist mittlerweile so stark, dass man dem Thema dann kaum entgehen kann. Es erregt immer weltweit Aufsehen und leider gibt es stets viele Spekulationen und haarsträubende Berichterstattungen.

REALITY-CHECK: SO SICHER IST FLIEGEN

Es wird auch in Zukunft keine hundertprozentige Sicherheit geben, doch Fliegen mit dem Flugzeug ist sehr nah dran. Die Standards sind weltweit äußerst hoch. Es müssen viele Regeln und Gesetze eingehalten werden, angefangen bei den Arbeitszeiten für die Flugcrew über die Zulassung von Flugzeugen und vieles mehr. Dabei gibt es allerhand Vorgaben vom Hersteller und von den zuständigen Luftfahrtbehörden. Und die jeweiligen Airlines haben intern mitunter noch höhere Sicherheitsstandards.

Wir Piloten und Pilotinnen sind verantwortlich dafür Flugzeuglimits einzuhalten, wie zum Beispiel Wind- oder Gewichtlimits. Wir brauchen eine gültige Lizenz und müssen diese regelmäßig auffrischen, damit sie gültig bleibt – das schließt auch allerhand Trainings mit ein. Regelmäßig gibt es medizinische Check-ups, um zu gewährleisten, dass wir fit genug sind, um ein Flugzeug sicher zu fliegen. All diese Checks und Tests gibt es zum Beispiel beim Autoführerschein nicht. Einmal erlangt, darf man damit bis zur freiwilligen Abgabe fahren. Wir haben in Deutschland zum Glück den sogenannten TÜV (Technischer Überwachungsverein), der zumindest die Fahrtauglichkeit von Autos regelmäßig überprüft. In vielen anderen Ländern aber gibt es kaum Gesetze für vergleichbare Überprüfungen.

> Ein Windlimit ist die maximale Windgeschwindigkeit oder -richtung (Seitenwind, Rückenwind), für das ein Flugzeug zugelassen ist – abhängig von Flugzeugtyp und Wetterbedingungen.

Neben den Anforderungen an uns Pilotinnen und Piloten gibt es auch für die Airlines strenge Auflagen und Vorschriften, die zwingend einzuhalten sind, und das weltweit. Die Flugzeuge selbst unterliegen ebenfalls strengen Kontrollen und Inspektionen. Ersatzteile haben Seriennummern, ein Austausch muss von einem zertifizierten Techniker vorgenommen werden, der seine Lizenznummer hinterlegen muss. Solche Arbeiten werden also immer protokolliert.

KLEIN, ALLTÄGLICH – UND GEFÄHRLICHER ALS EIN FLUGZEUG

Zum Ende möchte ich dir eine Zahl mitgeben, auf die ich vor einiger Zeit gestoßen bin. Sie veranschaulicht sehr gut, wie sicher das Flugzeug ist: 300.

Das ist die Anzahl der Personen, die jedes Jahr allein in Deutschland durch einen Kugelschreiber sterben! Fast unvorstellbar – 300 Menschen. Und dabei wird das Schreibgerät nicht als Mordwaffe benutzt – die Opfer sterben eher daran, dass sie sich an den Kleinteilen verschlucken und dann ersticken. Und nein, es handelt sich nicht um Kleinkinder.

Wenn du das nächste Mal in einen Flieger steigst, nimm einen Kugelschreiber mit und schau ihn dir genau an. Immer wenn dir Angstszenarien durch den Kopf gehen, mach dir bewusst: Ein Kugelschreiber ist gefährlicher als das Fliegen mit einem Flugzeug.

WARUM LOHNT ES SICH, FLUGANGST ZU ÜBERWINDEN?

Das Fliegen ermöglicht uns seit jeher, große Distanzen in vergleichsweiser kurzer Zeit zu überwinden. Es vernetzt die Welt und ermöglicht uns kulturellen Austausch, globale Geschäfte und persönliche Verbindungen über Kontinente hinweg. Auch die Technik dahinter fasziniert uns Menschen, denn wie kann so eine schwere Maschine eigentlich abheben und in der Luft bleiben?

Es gibt so viel zu sehen in unserer Welt und deine Flugangst zu überwinden, kann dein Leben in vielerlei Hinsicht bereichern und dir viele neue Möglichkeiten eröffnen. Es erfordert viel Mut, Eigeninitiative und Durchhaltevermögen, aber es lohnt sich, denn ...

- Du hast die Möglichkeit, Orte auf der ganzen Welt zu besuchen, die sonst schwer oder gar nicht erreichbar wären.
- Du wirst neue Kulturen, Landschaften und Erfahrungen entdecken. Oder du verbesserst deine beruflichen Chancen, denn viele Berufe erfordern das Reisen.
- Reisen ermöglicht Bildung und kulturelle Erfahrungen, die das persönliche Wissen und Verständnis für die Welt erweitern können.
- Flugreisen sind oft die schnellste Art, von einem Ort zum anderen zu gelangen, insbesondere bei langen Distanzen. Das spart Zeit und Energie im Vergleich zu anderen Verkehrsmitteln wie Auto, Zug oder Schiff. Und sie sind bei großen Entfernungen sicherlich auch der bequemste Weg.
- Du stärkst soziale Beziehungen, wenn du Freunde und Familie besuchen kannst, die weiter entfernt leben.
- Du wächst über dich selbst hinaus, stärkst dein Selbstbewusstsein und deine Freiheit, wenn du dir selbst zeigst, dass du deine Angst überwinden und wieder die Kontrolle übernehmen kannst.

Letzten Endes ist Fliegen „nur“ ein Vehikel, um deine Lebensreise mit unvergesslichen Erlebnissen und Momente zu gestalten. Aber wie schon Augustinus von Hippo sagte: „Die Welt ist ein Buch und diejenigen, welche nicht reisen, lesen nur eine Seite.“

3 DIE PILOTEN UND DIE CREW

Die Sicherheit beim Fliegen beginnt bei den Menschen, die es möglich machen – den Piloten, der Crew und allen, die im Hintergrund zusammenarbeiten. Von der intensiven Ausbildung über regelmäßige Checks bis hin zur engen Zusammenarbeit zwischen Cockpit, Kabine und Bodenpersonal sorgt ein gut eingespieltes Team dafür, dass jeder Flug so sicher wie möglich durchgeführt wird.

AUSBILDUNG, SCHULUNGEN UND CHECKS

Ich werde oft gefragt, wie man überhaupt Pilot wird und welche Anforderungen dafür erfüllt sein müssen. Der Weg ins Cockpit ist anspruchsvoll und erfordert nicht nur eine intensive Ausbildung, sondern auch lebenslanges Lernen und regelmäßige Checks. Daher möchte ich zuerst genau diese Frage beantworten: Wie wird man eigentlich Pilot?

ATPL: DIE LIZENZ ZUM FLIEGEN

Jedes Land hat unterschiedliche Vorgaben, was Pilotenlizenzen betrifft.

In Deutschland gibt es verschiedene Flugschulen, an denen man einen Pilotenschein erwerben kann. Dabei existieren unterschiedliche Lizenzarten, zum Beispiel die private Pilotenlizenz, kurz: PPL. Um für Airlines zu fliegen, benötigt man allerdings die sogenannte ATPL (Airline Transportation Pilot License). Die ist sehr viel umfangreicher als die PPL und es dauert in der Regel circa 2 Jahre, sie zu erwerben. Sehen wir uns also genauer an, wie das Ganze abläuft.

Um an einer Flugschule mit der ATPL zu starten, sind Leistungsnachweise in Mathematik, Physik und Englisch notwendig. Sind diese erbracht, beginnt die Schulung für die ATPL, die keine staatlich geregelte Berufsausbildung ist, sondern eine zertifizierte Lizenz, die nach international anerkannten Standards erteilt wird – Kostenpunkt 100.000 bis 130.000 Euro (Stand: 2024). Die Kosten dafür müssen angehende Pilotinnen und Piloten selbst tragen, zumindest in Deutschland. Manche Airlines finanzieren die Ausbildung vor und sie wird dann nach der Einstellung mit dem Gehalt abgestottert. Andere wiederum zahlen sogar die komplette Ausbildung inklusive Kost und Logis.

Die Flugausbildung selbst unterteilt sich in einen theoretischen und einen praktischen Teil, ähnlich wie beim Autofahren.

LERNEN, LERNEN, LERNEN: THEORIE UND PRAXIS

Was gehört alles zur Theorie des Fliegens? Hier kommen Fächer wie Luftrecht, Navigation, Aerodynamik, Meteorologie, Funknavigation, allgemeine Flugzeugkunde, Flugplanung, Instrumentenkunde, Leistung (des Flugzeugs), Beladung, Kommunikation et cetera dran.

Im Praxisteil wird viel geflogen. In der Regel startet man mit einer kleinen Propellermaschine und fliegt erst mal nach Sichtflugregeln, das heißt, man darf erst mal nicht durch Wolken fliegen. Später kommen die Instrumentenflugregeln hinzu, im Volksmund „Blindflug“ genannt. Das bedeutet, der Flug kann ohne Orientierung nach außen und nur mit den Flugzeuginstrumenten durchgeführt werden. Am Ende der Praxisphase wird auch mit einer zweimotorigen Maschine trainiert, was dem späteren Airline-Alltag entspricht – da gibt es in der Regel nur zwei- oder mehrmotorige Flugzeuge.

Zwischendurch stehen immer wieder Zwischenchecks und Prüfungen an. Und wer all das erfolgreich bestanden und alle Flugstunden absolviert hat, ist stolzer Inhaber oder stolze Inhaberin der ATPL und kann sich bei einer Airline bewerben.

Die Airlines selber haben ihren eigenen Bewerbungsprozess und der ist oft mehrstufig. Es wird dabei häufig die Persönlichkeit der Aspiranten und Aspirantinnen gecheckt, um festzustellen, ob diese mit der jeweiligen Airline-Firmenkultur harmoniert.

TYPE RATING: FÜR JEDES FLUGZEUGMUSTER EINE LIZENZ

Wenn auch diese Hürden überwunden sind, geht es normalerweise zum Type Rating, auf Deutsch: Musterberechtigung.

Mit dem ATPL darf man zwar fliegen, muss aber für jeden Flugzeugtyp, den man fliegen darf, noch mal eine extra Lizenz erwerben. Auch dieses Rating beinhaltet wieder viel Lernerei in Theorie und Praxis, und das zum Großteil in einem Flugsimulator.

Dieser Prozess ist oft sehr intensiv und man lernt zusätzlich noch all die festgelegten Verfahren des Herstellers und der Airline kennen beziehungsweise muss diese in vielen Bereichen auswendig beherrschen. Denn die meisten Flugzeuge sehen zwar für den Laien sehr ähnlich aus, werden aber unterschiedlich gebaut und geflogen. So haben die zwei großen Flugzeughersteller Airbus und Boeing unterschiedliche Philosophien, die wiederum ihre eigenen Vor- und Nachteile mit sich bringen. Sicher sind natürlich beide, was Zahlen und Statistiken ausführlich belegen.

Das Type Rating dauert in der Regel zwischen sechs und zwölf Monaten. Die Kosten von 20.000 bis 40.000 Euro bezahlt in der Regel die Airline, bei der man arbeitet. Je nach Flotten der Airline und Karrieremöglichkeiten kann man dann auf das jeweilige Muster (das spezifische Modell oder die Baureihe eines Flugzeugs, z. B. Airbus A320 oder Boeing 737), geschult werden. In der Regel fängt man auf einem Kurz- und

Mittelstreckenmuster an und wechselt im Verlauf der eigenen Karriere dann auf ein Langstreckenmuster (falls die Airline überhaupt Langstrecke fliegt).

Die ATPL-Ausbildung und auch das Type Rating sind sehr intensive Phasen im Leben von Piloten und Pilotinnen, da in sehr kurzer Zeit sehr viel zu lernen ist: nicht nur das Wissen, sondern auch das Handwerk, sprich das manuelle Fliegen, vor allem in besonderen Situationen wie zum Beispiel bei einem Triebwerksausfall, starken Seitenwinden et cetera.

SOPS: GUT VORBEREITET AUF PROBLEME UND NOTFÄLLE

In den Type Ratings werden viele sogenannte SOPs (Standard Operating Procedures) erlernt. Das heißt, ein Großteil der Abläufe ist fest vorgeschrieben, sowohl im Normalbetrieb als auch bei technischen Fehlern. Diese SOPs müssen auswendig beherrscht werden und sie basieren auf dem Zusammenspiel von beiden Pilotinnen oder Piloten im Cockpit. So wird gewährleistet, dass die Zusammenarbeit blind funktioniert, auch wenn man sich vielleicht noch nie zuvor gesehen hat. Alle wissen, wann was zu tun und welcher Knopf oder Schalter zu betätigen ist, bis ins kleinste Detail. Sogar wie eine Checkliste gelesen wird, ist vorgeschrieben.

Auch die Verfahren für Notfälle werden geübt und trainiert sowie das dazugehörige Abarbeiten der Checklisten. Du kannst dir vorstellen, dass wir für fast alle möglichen technischen Fehler eine Checkliste parat haben. Im Type Rating wird der Fokus auf die Beherrschung der standardisierten Abläufe und die Zusammenarbeit der beiden Piloten oder Pilotinnen gelegt, damit sie das Flugzeug jederzeit sicher führen können.

Um dieses Type Rating und die Lizenz aufrechtzuerhalten, sind halbjährliche Checks im Simulator erforderlich. Wir gehen dann alle sechs

Monate an zwei Tagen für jeweils vier Stunden in den Simulator und trainieren und üben für viele technische Fehlervorkommnisse und auch Notfallszenarien. Es gibt Übungen, die kommen bei jedem Check dran, wie zum Beispiel ein Triebwerksausfall, ein Startabbruch, verschiedene Anflugverfahren, Durchstartemanöver et cetera.

Sollte man diesen Check nicht bestehen, darf man für gewöhnlich noch einmal zu einem extra Training, um es erneut zu versuchen. Sollte man auch den zweiten Check nicht bestehen, ist die Lizenz und damit auch der Arbeitsplatz in Gefahr. Du siehst also, Pilotinnen und Piloten unterliegen strengen Überprüfungen und frischen ihre Fähigkeiten regelmäßig auf. Und beim Flugsimulator ist damit noch nicht Schluss.

MEDICAL UND EMERGENCY TRAINING

Ist das Type Rating bestanden, gilt es, jährlich ein sogenanntes Medical zu absolvieren. Das ist ein medizinischer Check, der viele Tests beinhaltet, wie zum Beispiel einen Seh- und Hörtest, ein EKG, Blutwerte, eine allgemeine körperliche Untersuchung, eine Überprüfung der psychologischen Gesundheit und vieles mehr. Ab dem 60. Lebensjahr ist das Medical sogar alle sechs Monate vorgeschrieben. Sollte die Ärztin oder der Arzt einen Grund finden, warum die Flugtauglichkeit in Gefahr ist, wird das Medical nicht ausgestellt. Das ist mit ein Grund, warum wir Piloten und Pilotinnen natürlich ein ureigenes Interesse daran haben, gesund und flugtauglich zu bleiben, bis wir in Rente gehen.

Und zu guter Letzt gibt es für Piloten und Pilotinnen auch noch ein Emergency Training für Notfallverfahren, also etwa Brandbekämpfung und Evakuierung: Wie nutze ich das Notfallequipment, wie die Schwimmwesten und Rettungsflöße? Wie sind die Abläufe bei einem medizinischen Notfall? Was wird getan, um eine Entführung oder einen Terrorakt zu verhindern? Auch dieses Training wird jährlich wiederholt.

DIE AUFGABEN DER PILOTEN: MEHR ALS NUR FLIEGEN

„Habt ihr als Pilotinnen und Piloten überhaupt was zu tun? Der Autopilot macht doch alles?!“

Wenn man an die Aufgaben von Piloten und Pilotinnen denkt, kommt einem als Erstes das Steuern des Flugzeugs in den Sinn. Dazu kommt auch noch die Verantwortung für die Sicherheit der Fluggäste und Maschinen und natürlich auch der Fracht.

Aber Piloten und Pilotinnen steigen nicht ins Flugzeug und fliegen einfach los, indem sie den Schlüssel einstecken und den „Take-off“-Knopf betätigen.

FLUGVORBEREITUNG

Die Arbeit beginnt bereits bei der Flugvorbereitung. Dazu gehört die Wetteranalyse, um etwaige Turbulenzen, Stürme, Gewitter et cetera zu vermeiden. Es folgt die Vorbereitung auf die Flugroute und deren Wetterbedingungen, die Flughöhe, Ausweichrouten sowie Ausweichflughäfen. Anschließend wird der Treibstoffbedarf festgelegt.

Für diese Vorbereitung treffen wir uns rechtzeitig vor dem Flug und checken ein, ähnlich wie die Passagiere. So weiß die Airline, dass die Crew anwesend ist – fehlt eine Person, wird jemand aus dem Bereitschaftsdienst aktiviert. Je nach Airline und Flugzeugmuster trifft man sich ein bis zwei Stunden vor Abflug, um mit der Flugvorbereitung zu beginnen.

Ganz wichtig in diesem Prozess ist der Flugplan: Er wird in der Regel von den Kolleginnen und Kollegen der Flugplanung erstellt und aufgegeben. Jeder Flug muss vorab mit einem solchen Plan angemeldet werden.

FLUGPLAN

Der Flugplan enthält die Daten unseres Flugzeugs und des entsprechenden Equipments an Bord, das teilweise zwingend vorgeschrieben ist, um in gewisse Lufträume einzufliegen. Dazu gehören zum Beispiel bestimmte Navigationssysteme, um über den Nordatlantik zu fliegen.

Neben der Flugstrecke mit den ganzen „Luftautobahnen“ und deren „Abzweigungen“ muss auch die Höhe und die Geschwindigkeit angegeben werden. Auch die Winde und der sich daraus ergebende Spritverbrauch sind im Vorfeld zu berechnen. Im Regelfall enthält der Flugplan zudem einen Ausweichflughafen, inklusive der Route und des Spritverbrauchs.

> 💡 Der Flugplan wird vor jedem Flug mit der Route inklusive Höhen und Geschwindigkeiten, Flugzeiten, Kennzeichen und Flugzeugtyp sowie -equipment aufgegeben.

TANKENTSCHEIDUNG

Wir Pilotinnen und Piloten müssen die endgültige Kerosinmenge festlegen, die wir tanken wollen. Dabei dürfen wir natürlich nie die gesetzliche Mindestmenge unterschreiten. Sie sieht den Flug zum Ausweichflughafen und eine Reserve für 30 Minuten Flugzeit vor. Auch für unvorhergesehene Ereignisse wird eine Reserve eingeplant und getankt, zum Beispiel für ungünstigeren Wind oder einen Mehrverbrauch durch eine nicht optimale Flughöhe. Zu den vorgeschriebenen Reserven tanken wir Piloten zusätzlich noch mehr, weil wir zum Beispiel zu unserer Ankunftszeit Warteschleifen erwarten oder womöglich schneller fliegen wollen, um Verspätungen aufzuholen.

Bei der Tankentscheidung spielt das Wetter natürlich eine tragende Rolle, aber auch die sogenannten NOTAMs sind relevant. NOTAM ist eine Abkürzung für *Notification to Airmen*. NOTAMs werden zum Beispiel von Flughäfen oder der Flugsicherung ausgegeben. Ein Beispiel: Nehmen wir an, eine Start- oder Landebahn ist aus Lärmschutzgründen gesperrt, dann wird das in den NOTAMs veröffentlicht. Oder wenn ein Funkfeuer (Navigationssender) kaputt ist oder gewartet wird oder etwa ein Kran in einen Luftraum ragt.

Manchmal sind auch Lufträume gesperrt oder wir dürfen ein Land aus politischen oder Sicherheitsgründen nicht überfliegen. Oder es ist eine gewisse Sicherheitsflughöhe vorgegeben. All diese Punkte erfordern eine sorgfältige Vorbereitung. Besonders auf einem Langstreckenflug muss man womöglich sehr viele Lufträume, Flughäfen und Länderbestimmungen checken.

OPERATING MANUALS UND REVISIONEN

Zu all dem kommen noch Revisionen von unseren Operating Manuals (kurz: OMs). Du kannst dir das OM wie ein firmeneigenes Buch vorstellen, das explizit festhält, was wie zu handhaben ist. Es ist noch einmal unterteilt in OM-A , OM-B, OM-C, OM-D und noch weitere (digitale) Bücher.

Im OM-A geht es um allgemeine Regeln der Airline, wie zum Beispiel Flugdienstzeiten, oder Flugregeln, die zwingend einzuhalten sind (gesetzliche wie auch Airline-interne). Das OM-B ist speziell für das entsprechende Flugzeugmuster da, wie zum Beispiel einer Boeing 747. Dort sind alle Herstellerlimits oder auch Airline-Limits enthalten, die das Flugzeug betreffen. Auch die SOPs für das Flugzeugmuster sind beschrieben, genauso wie Performancedaten:

- Wie sind die Steigleistungen mit allen Triebwerken oder auch mit einem weniger?

- Wie viel Landebahn brauche ich bei welchem Gewicht und bei welcher Außentemperatur?
- Wenn ein technischer Fehler vorliegt, darf man damit noch fliegen oder muss er zwingend vorher repariert werden?
- Wie sind die Notfallverfahren?

Das OM-C ist das Betriebshandbuch für Flugkarten, Flugrouten, länderspezifische Regeln et cetera.

Das OM-D wiederum ist das Betriebshandbuch für das Training des Flugpersonals. Wie sieht die Ausbildung aus? Welche Themen beinhaltet es? Wie wird das Trainingspersonal geschult? Diese und weitere Fragen werden hierin beantwortet.

Es gibt auch noch weitere digitale Bücher und jedes Mal, wenn sich darin etwas ändert, bekommen wir eine Revision. Das heißt, wer lange nicht mehr geflogen ist, zum Beispiel nach einem Urlaub, muss sich erst mal die Revisionen durchlesen, um zu erfahren, ob sich etwas geändert hat. Eine ganze Menge digitaler Papierkram.

Wenn all die Punkte, die ich dir bis hier vorgestellt habe, abgehakt sind, begeben wir uns zum Briefingraum, um uns mit der Kabinen-Crew zu treffen und gemeinsam die wichtigen Informationen zum Flug auszutauschen. Hierbei werden oft Besonderheiten angesprochen, etwa ob Turbulenzen zu erwarten sind oder wie der technische Zustand der Kabine oder des Flugzeugs an sich ist. Nach dem Briefing fahren wir gemeinsam zum Flugzeug.

AN BORD DES FLUGZEUGS

Für uns Piloten und Pilotinnen ist die stressigste Phase am Boden der sogenannte Turnaround, wenn das Flugzeug wieder gedreht wird, um es in die Luft zu bekommen. Da ein Flugzeug quasi nur Geld erwirtschaftet, wenn es in der Luft ist, versucht man, die Zeit am Boden zu optimieren – es gilt also, den Turnaround möglichst effizient zu organisieren.

Während des Turnarounds habe ich als Pilot eher eine Managerfunktion und koordiniere die vielen Schnittstellen, die nötig sind, um ein Flugzeug zu drehen. Ein Langstreckenflugzeug kann man in der Regel in zwei Stunden wenden, während es beim Kurzstreckenflug teilweise in unter einer Stunde klappt. Aber das natürlich nur, wenn jedes Zahnrad so funktioniert, wie es soll: Dazu zählen beispielsweise die Betankung, die Reinigung, das Catering, die Technik und Wartung, die Flugverkehrskontrolle, die Einsatzsteuerung der Crews, die Lademannschaft, die Bereitstellung von Bodenequipment wie Treppen oder Bussen und noch vieles mehr.

Wenn alles gut läuft, ist kein Eingreifen notwendig. Leider gibt es seit der Corona-Pandemie sehr viele Baustellen und einen großen Personalmangel in allen Bereichen, dazu noch Engpässe und Lieferschwierigkeiten für Ersatzteile, Catering et cetera. Sobald ein Zahnrad stockt, kann der gesamte Turnaround ins Holpern kommen. Wenn es zum Beispiel am Sicherheitspersonal mangelt, könnten das Reinigungspersonal und das Catering zu spät kommen, was wiederum den Boardingprozess nach hinten schiebt. Oder es sind gerade zu wenige Tankerinnen und Tanker im Dienst. Dann muss man warten, bis jemand verfügbar ist und den Flieger auftankt. Du siehst also, der ganze Prozess ist sehr fragil und schon ein kleines hakendes Rädchen wirkt sich auf den gesamten Prozess, insbesondere in punkto Verspätung aus.

BEREIT MACHEN ZUM ABHEBEN

Vor dem Anlassen der Triebwerke wird das Flugzeug überprüft. Dazu geht einer der Piloten zum sogenannten Outside Check. Dabei überprüfen wir vor jedem Flug, ob das Flugzeug in Ordnung ist und ob irgendetwas fehlt oder kaputt ist. Sollte das der Fall sein, wird die Technik gerufen, die das Ganze repariert. Wenn es ein Fehler ist, mit dem wir fliegen können, dann muss er entsprechend in unserem technischen Logbuch vermerkt werden. Das könnte zum Beispiel das Licht für das Airline-Logo sein, denn das ist für den Flug nicht zwingend notwendig. Für fast alles gibt es Vorgaben vom Flugzeughersteller, was kaputt sein darf und was zwingend vorab repariert werden muss. Auch der Zeitraum, bis wann ein Fehler behoben werden muss, ist in manchen Fällen vorgeschrieben.

Die Technik im Cockpit wird natürlich ebenfalls geprüft und wir kontrollieren die ersten Checklisten. Das Flugzeugnavigationssystem muss entsprechend programmiert und die benötigten Daten für den Start müssen berechnet werden. Auch die entsprechenden Systeme wie Elektronik und Hydraulik müssen passend für die jeweilige Phase dazugeschaltet werden.

IN DER LUFT

Nach dem Start behalten die Pilotinnen und Piloten die Navigationssysteme und Instrumente im Auge und bedienen den Autopiloten. Sie stehen während des gesamten Fluges auch im ständigen Kontakt mit den Fluglotsen und -lotsinnen, um Anweisungen zu Flugkorridoren, Höhenänderungen oder der Landung zu erhalten.

Der Start wird immer per Hand geflogen und wenn wir in der Luft sind, entscheidet der Pilot Flying – der Pilot, der gerade fliegt (was das genau bedeutet, erkläre ich später) –, wann er den Autopiloten ein- oder wieder ausschaltet. Wann immer der Autopilot nicht so funktioniert, wie wir das wollen, wird er ausgeschaltet. Das heißt, wir können jederzeit eingreifen, wenn es notwendig sein sollte.

Ganz nach dem Motto *Expect the unexpected* müssen wir Pilotinnen und Piloten bereit sein, schnell auf sich ändernde Situationen zu reagieren und sie quasi vorauszusehen – auch bei Notfällen. Das beinhaltet sowohl technische als auch medizinische Notfälle, aber auch Situationen, in denen Gefahr im Verzug ist oder Gefahr von einem Fluggast ausgeht. Daher sind wir im Cockpit während des Fluges immer damit beschäftigt, einen aktuellen Plan B bereitzulegen, für welchen Fall auch immer.

MANUELLES FLIEGEN

Das aktive Fliegen als Aufgabe des Piloten oder der Pilotin beschränkt sich zeitlich meist nur auf den Start und die Landung, eventuell auch noch auf einen Teil der Abflug- und Anflugroute. Im Reiseflug, wenn das Flugzeug auf einer konstanten Höhe und Geschwindigkeit fliegt, übernimmt meistens der Autopilot, der am Boden richtig programmiert werden muss. Somit nimmt das tatsächliche Fliegen nur noch einen kleinen Teil unserer Arbeitszeit ein. Der Rest ist Vorbereitung, Planung, Koordination und Management. Ach ja, und natürlich die Rolle als Reiseleitung nicht zu vergessen, wenn wir zum Beispiel Passagieransagen machen.

Während des Fluges muss vieles dokumentiert werden, wie die Flugzeiten, und es müssen regelmäßige Checks des Sprits erfolgen. Haben wir mehr verbraucht oder weniger als angenommen? Wie viel Sprit erwarten wir bei der Landung, das heißt wie groß ist die geplante Treibstoffmenge, die im Tank verbleiben sollte, wenn das Flugzeug sicher am Zielort ankommt? Und so weiter. Das passiert in regelmäßigen Abständen.

Nach der Landung muss noch der „digitale Papierkram“ erledigt werden, damit die Flugzeugdokumente korrekt archiviert werden können. Diese werden nämlich während der Inspektion der Luftaufsichtsbehörde auch überprüft.

CREW RESOURCE MANAGEMENT (CRM): TEAMWORK FÜR MAXIMALE SICHERHEIT

„Bist du schon ein richtiger Pilot oder nur Co-Pilot? Und darfst du denn schon selbst landen?“

Das sind tatsächlich zwei Fragen, die ich sehr häufig gestellt bekomme. Warum aber Teamwork wichtig ist und es nicht nur auf einen Piloten oder eine Pilotin ankommt, erzähle ich dir in diesem Abschnitt.

Wichtig ist hier das Crew Resource Management (CRM) – ein entscheidendes Konzept in der Fliegerei mit dem Ziel, die Zusammenarbeit, Kommunikation und Entscheidungsfindung innerhalb der Crew zu optimieren und Fehler zu reduzieren. Es beinhaltet zum Beispiel die Aufgabenverteilung im Cockpit und einiges mehr, wie du gleich lesen wirst.

KAPITÄN UND CO-PILOTIN

Die ranghöchste Position im Cockpit hat der Kapitän: Er trägt die Verantwortung für das Flugzeug, für die Crew und für die Passagierinnen und Passagiere. Er ist für die sichere Durchführung des Fluges verantwortlich und hat dementsprechend die Weisungs- und Entscheidungsbefugnis an Bord. Beide Pilotinnen oder Piloten (Kapitän und Co-Pilot) sind natürlich für ihre jeweilige Rolle geschult und müssen das entsprechende Type Rating besitzen. Dadurch sind beide in der Lage, das Flugzeug sicher zu fliegen.

Der Kapitän hat in der Regel mehr Erfahrung als der Co-Pilot, der auch Erster Offizier genannt wird. Je nach Airline und Flugzeuganzahl gibt es begrenzte Plätze, sowohl auf der Kapitänsseite als auch auf der Co-Pilotenseite. Diese Stellen werden in der Regel nach Seniorität vergeben, sprich Dauer der Firmenzugehörigkeit. Daher gibt es Airlines, bei denen man relativ schnell Kapitän wird (zum Beispiel bei jungen Airlines, die stark wachsen). Bei großen und schon älteren Airlines dauert das in der Regel länger, auch wenn man schon viel Flugerfahrung hat.

Auf Langstrecken kann es auch drei Piloten oder Pilotinnen geben. Dann wird die Flugzeit aufgeteilt und wer gerade nicht fliegt, kann Pause machen. Manche Airlines setzen dafür sogar vier Piloten oder Pilotinnen ein, wobei zwei den Start und die erste Hälfte des Fluges übernehmen, während die anderen beiden sich ausruhen für den Wechsel in der zweiten Hälfte. Damit wird bei Langstreckenflügen sichergestellt, dass alle fit für den Flug sind. Gerade bei den teils sehr langen Arbeitstagen ist dies wichtig.

KLARE ROLLENAUFTEILUNG IM COCKPIT

Nachdem wir nun wissen, wer im Cockpit dabei ist und welche Positionen es gibt, bleibt die Frage: Wie sieht die Zusammenarbeit genau aus? Im Cockpit gibt es eine Rollenaufteilung in Pilot Monitoring und Pilot Flying. Wie die Bezeichnungen schon verraten, ist der Pilot Flying die Person, die gerade fliegt. Der Pilot Monitoring hingegen übernimmt das Funken, arbeitet dem Pilot Flying zu und überwacht ihn oder sie. Dabei ist es egal, ob man Kapitän oder Co-Pilot ist. Nur die Sitzplätze sind festgelegt. Die Kapitän sitzt links im Cockpit und der Co-Pilot rechts. Die Rollenverteilung Pilot Flying und Pilot Monitoring wird in der Regel nach jedem Flug getauscht.

Um Passagiere befördern zu dürfen, brauchen wir drei Starts und Landungen innerhalb von 90 Tagen. Sollten wir die nicht haben, müssen wir sie im Simulator fliegen, um wieder Passagiere befördern zu dürfen.

Um die Fragen vom Anfang des Abschnitts zu beantworten: Du siehst, es gibt weder „richtige" Pilotinnen und Piloten, noch spielt die Rollenaufteilung im Cockpit eine Rolle für die Landung. Ein paar Ausnahmen gibt es allerdings, da darf nur der Kapitän oder die Kapitänin landen. Dies gilt vor allem bei gewissen Flughäfen oder bestimmten Wetterbedingungen. Zum Beispiel ist bei Low-Visibility-Anflügen (also mit schlechten Sichtverhältnissen) in der Regel der Kapitän der Pilot Flying, obwohl der Autopilot landet.

MONITORING: WARUM ÜBERWACHUNG WICHTIG IST

Wie angedeutet, ist es eine der wichtigsten Aufgaben als Pilot Monitoring, den Kollegen beziehungsweise die Kollegin nicht nur zu unterstützen, sondern auch zu überwachen.

Dabei gibt es klare Grenzen, wann ein Call-out (Ausruf) bei einem Fehler erfolgen muss. Wenn der Pilot Flying zum Beispiel zu schnell oder zu langsam ist, muss der Pilot Monitoring *speed* rufen. Sollte der Kollege oder die Kollegin nicht korrigieren, erfolgt eventuell ein zweiter Call-out. Sollte dann immer noch keine Reaktion erfolgen, übernimmt der Pilot Monitoring die Steuerung mit und wird dadurch zum Pilot Flying. Das kommt so gut wie nie vor, aber wir müssen zum Beispiel voraussehen, falls ein Pilot oder eine Pilotin in einem entscheidenden Moment handlungsunfähig ist (Worst-Case-Szenario). Daher ist die Überwachung sehr engmaschig.

> Call-outs sind festgelegte Ausrufe, teilweise mit vorgeschriebenen Antworten. Sie werden immer dann benutzt, wenn man beide Augenpaare auf ein essenzielle Sache richten möchte. Ein Beispiel: Sollte jemand die Flughöhe um 100 Fuß (circa 30 Meter) über- oder unterschreiten, kommt sofort der Call-out *Altitude* („Höhe") vom anderen Piloten. Daraufhin muss der Pilot Flying schnellstmöglich die Höhe korrigieren. Sollte keine Reaktion kommen, übernimmt sofort der andere Pilot das Steuer und die Kontrolle des Flugzeugs mit den Worten *I have control* („Ich habe die Kontrolle"). Dies sind Auffanglinien (wie ein Sicherheitsnetz) beim CRM.

Glasklare SOPs sind wichtig, um das Flugzeug sicher von A nach B zu fliegen. Im Notfall könnte auch eine Pilotin oder ein Pilot alleine fliegen, aber die modernen Düsenjets und deren Bedienung sind auf ein Zwei-Personen-Cockpit ausgelegt.

Unsere SOPs und ein gutes CRM sind die Grundpfeiler unserer Top-Sicherheits- und Fehlerkultur im Cockpit. Wir erhalten Schulungen, um die Zusammenarbeit besser und sicherer zu gestalten, und es ist üblich, Fehler klar zu benennen – und das auch dankbar anzunehmen.

WIE DAS FLIEGEN NOCH SICHERER WIRD

Viele glauben, jeder Fehler im Cockpit hätte fatale Folgen. Das ist aber gar nicht der Fall, wie du eben gelesen hast. Fehler zu machen, ist nur menschlich. Wichtig ist, wie man damit umgeht und sicherstellt, dass die Fehler erkannt werden.

Daher werden die SOPs immer wieder angepasst. Das Ziel ist stets, den Sicherheitsstandard noch höher zu setzen. Aus jedem Vorfall und Unfall werden entsprechende Schlüsse gezogen, die in die Überarbeitung, in zusätzliche Sicherheitsstufen und so weiter einfließen. Viele wichtige Regeln sind auf Basis von Erfahrungen mit verschiedensten Vorfällen und Erfahrungsberichten von Kolleginnen und Kollegen entstanden. Die Quintessenz ist, die schweren Fehler, die schon einmal gemacht wurden, nicht zu wiederholen und weitere Sicherheitsbarrieren aufzubauen.

DIE KABINEN-CREW: MEHR ALS NUR SERVICE

So einen Flug bewältigen Pilotinnen und Piloten natürlich nicht alleine. Immer mit dabei ist auch die Kabinen-Crew, die alle Passagierinnen und Passagiere an Bord begrüßt und sie nach der Sicherheitseinweisung mit Snacks und Getränken versorgt. Der eine oder die andere findet es womöglich nervig, zum Beispiel immer wieder ans Anschnallen erinnert zu werden. Doch all das ist wichtig und die Kolleginnen und Kollegen sind nicht nur für das leibliche Wohl der Fluggäste da. Die Sicherheit an Bord steht immer an erster Stelle und diese zu gewährleisten, ist eine der wichtigsten Aufgaben der Kabinen-Crew.

Dabei wird im Englischen zwischen den Bereichen Safety und Security unterschieden: Safety bezeichnet die Sicherheit an Bord (zum Beispiel Brandbekämpfung), während Security eher Bedrohungen von außen umfasst, wie zum Beispiel Entführer oder Terroristen. Du kannst dir die Kabinen-Crew quasi als Polizei, Rettungssanitäterin, Krankenpfleger und vieles mehr in Personalunion vorstellen.

VOR, WÄHREND UND NACH DEM FLUG

Bereits vor dem Abflug stellen die Kollegen und Kolleginnen sicher, dass alle Notausgänge frei sind, die Sicherheitsausrüstung ordnungsgemäß funktioniert und die Notrutschen einsatzbereit sind. Während des Boarding-Prozesses überwachen sie, dass die Passagierinnen und Passagiere ihr Handgepäck korrekt verstauen und die Sicherheitsvorschriften einhalten. Zu Beginn jedes Fluges übernehmen sie zudem die Sicherheitsdemonstrationen, damit alle wissen, wie Sicherheitsgurte, Sauerstoffmasken und Notausgänge funktionieren. Im Ernstfall müssen die Crew-Mitglieder in Sekundenschnelle reagieren können – egal ob es sich dabei um Erste-Hilfe-Maßnahmen, den Umgang mit Rauch und Feuer oder um die Evakuierung des Flugzeugs handelt.

Über diese Aufgaben hinaus übernehmen sie die Kommunikation mit den Fluggästen und informieren uns Piloten und Pilotinnen über besondere Vorfälle oder Ereignisse vor, während und nach dem Flug. Besonders in Krisensituationen ist es entscheidend, dass alle an Bord ruhig und informiert bleiben.

Die Kabinen-Crew leistet auch sehr viel im Hintergrund, was du als Fluggast nicht immer mitbekommst. So achtet sie auf potenzielle Gefahren wie Unruhe oder unangemessenes Verhalten seitens der Passagierinnen und Passagiere (auch Unruly genannt) und wirkt deeskalierend. Und sie kümmert sich um Fluggäste, die sich in der ungewohnten Flugzeugatmosphäre unwohl fühlen, gestresst sind – oder womöglich sogar Flugangst haben.

AUCH FÜR DIE KABINEN-CREW: SCHULUNGEN UND CHECKS

In regelmäßigem Abstand wird die Kabinen-Crew geschult und muss diverse Checks absolvieren. Da wäre zum einen das Emergency Training, bei dem die Crew-Mitglieder Notfallabläufe einüben und auffrischen. Das beinhaltet die Feuerbekämpfung oder auch Übungen und Trainings in Flugzeugattrappen. Zusätzlich gibt es auch Tests zum allgemeinen Teil der Flugsicherheit (zum Beispiel zu Notfallkommandos) oder auch flugzeugspezifische Fragen (zum Beispiel welche Notfallausrüstung es an Bord des jeweiligen Flugzeugtyps gibt, wo diese verstaut und wie sie angewendet wird).

Regelmäßige Erste-Hilfe-Schulungen kommen ebenfalls dazu. Das heißt, wenn wirklich mal ein medizinischer Notfall an Bord passieren sollte, haben wir gut geschulte Kolleginnen und Kollegen und dazu auch medizinisches Equipment wie zum Beispiel einen Defibrillator. Auf Langstrecken besteht sogar die Möglichkeit, über ein Satellitentelefon direkt mit einer medizinischen Hotline zu telefonieren, um mithilfe einer Ferndiagnose Entscheidungen zu treffen. Die Hotline kann auch darüber informieren, an welchem Flughafen ein geeignetes Krankenhaus in der Nähe ist. Solltest du also einen medizinischen Notfall an Bord haben, wirst du schnell entdeckt und bist bei der Kabinen-Crew in guten Händen.

💡 Übrigens werde ich oft gefragt, warum bei Start und Landung die Fensterblenden geöffnet sein müssen. Zum einen sollen sich die Augen aller Personen an Bord an die äußeren Lichtverhältnisse anpassen, damit sie das nicht erst bei einer eventuellen Evakuierung tun müssen – das würde wertvolle Sekunden kosten. Um zugelassen zu werden, muss ein Flugzeug nämlich innerhalb von 90 Sekunden komplett evakuiert werden können, und das auch mit nur der Hälfte der vorhandenen Notausgänge.

Der andere Grund ist: Die Mitglieder der Kabinen-Crew sind die Augen und Ohren des Flugzeugs. Sollten sie draußen Gefahren erkennen, zum Beispiel einen Brand, teilen sie uns das sofort mit – und dafür brauchen sie natürlich die Sicht nach draußen.

VERTRAUEN IN DEINE CREW

Du siehst, der Weg in die Fliegerei ist mit viel Lernen und Training verbunden, egal ob im Cockpit oder in der Kabine. Man muss nicht nur die notwendigen Lizenzen erlangen, sondern sie auch regelmäßig erneuern und alle wichtigen Fähigkeiten auffrischen.

Als Pilot oder Pilotin musst du immer und immer wieder lernen und dich geistig wie auch körperlich fit halten, um diesen Job auszuüben. Lebenslanges Lernen und Checks beziehungsweise Prüfungssituationen sind unser täglich Brot und machen mir persönlich sehr viel Spaß. Anders als zum Beispiel beim Autoführerschein sind die Maßnahmen für das Aufrechterhalten der Lizenz sehr umfangreich und beinhalten strenge Auflagen.

Ich weiß aus Erfahrung, dass viele Menschen mit Flugangst kein Vertrauen in unsere Arbeit haben oder sich fühlen, als würden sie die Kontrolle abgeben. In diesem Kapitel konnte ich dir jedoch hoffentlich zeigen, dass alle, die die Lizenz erlangt haben, Experten und Expertinnen mit ausreichend Erfahrung sind und die Skills mitbringen, ein Flugzeug sicher von A nach B zu bringen.

Es kann helfen, sich bewusst zu machen, dass wir im Straßenverkehr jedem Teilnehmer und jeder Teilnehmerin blindes Vertrauen schenken. Schließlich gehen wir davon aus, dass alle sich an die Verkehrsregeln halten, also an einer roten Ampel bremsen, das Handy während des Fahrens nicht in die Hand nehmen et cetera. Kommt es zum Verstoß gegen eine einzige dieser Regeln, kann das bereits tödlich enden. Das Fliegen von Flugzeugen ist erstens sehr viel reglementierter und zweitens gibt es unzählige Sicherheitsbarrieren, die Unglücke größtenteils verhindern können.

Nicht nur im Straßenverkehr geben wir jeden Tag unser Leben in unbekannte Hände, ohne darüber nachzudenken: Wir vertrauen darauf, dass andere Menschen uns nichts Böses wollen. Wir vertrauen darauf, dass die Lebensmittel im Supermarkt kontrolliert werden und zum Verzehr geeignet sind. Wir vertrauen Erzieherinnen und Erziehern, Lehrerinnen und Lehrern unsere Kinder an. Wir vertrauen letztlich sogar darauf, dass der Koch im Restaurant uns nicht vergiftet. Das machen wir tagtäglich, ohne dass wir es infrage stellen. Und auch beim Fliegen müssen wir vertrauen.

Du hast in diesem Kapitel gelesen, wie stark unser Job reguliert ist – ob während der Ausbildung oder wenn es darum geht, die Lizenzen aufrechtzuerhalten. Unsere Gesundheit wird regelmäßig gecheckt, ebenso die mentale Verfassung. Auch wenn es keine hundertprozentige Sicherheit geben kann, in der Fliegerei sind wir sehr nah dran. Daher mach dir immer wieder bewusst, dass dein Vertrauen in Pilotinnen, Piloten und Crew durch die besten Sicherheitsstandards und Statistiken gestützt wird. Und gerade Letztere sehen in kaum einem Bereich so gut aus wie in der Fliegerei.

4 DAS FLUGZEUG UND DIE TECHNIK DAHINTER

Angst entsteht häufig durch die Ungewissheit darüber, was im Flugzeug passiert: die unbekannten Geräusche, die Bewegungen und die komplexe Technik, die alle sicher von A nach B bringt. Die Fragen, die ich in diesem Kapitel beantworte – vor allem wie Dinge genau ablaufen oder funktionieren –, beschäftigen wahrscheinlich auch dich und beeinflussen deine Flugangstgedanken. Durch ein besseres Verständnis der Abläufe an Bord und der technischen Hintergründe kannst du die Ungewissheit abbauen und ein stärkeres Gefühl der Sicherheit und Ruhe erlangen.

WARUM FLUGZEUGE FLIEGEN

Was die meisten Menschen an der Fliegerei fasziniert, ist sicherlich die Frage, wie und warum ein Flugzeug überhaupt fliegen kann. Selbst für mich als Pilot mit 20 Jahren Flugerfahrung ist es immer wieder ein Erlebnis, wenn ein so großer Vogel aus Metall abhebt.

Wie schafft es nun aber ein 400 Tonnen schwerer Jumbo, die Schwerkraft zu überwinden und mehrere Kilometer über dem Erdboden zu fliegen? Mein Physiklehrer meinte früher, alles kann fliegen, wenn es nur schnell genug ist – selbst ein Kühlschrank. Schauen wir uns also genauer an, wie es beim Flugzeug funktioniert.

DAS GEHEIMNIS DES AUFTRIEBS

Damit ein Flugzeug fliegen kann, benötigt es Auftrieb – und der entsteht so: Die Luft strömt über und unter den Flügeln entlang. Die Flügel sind so gewölbt, dass die Luft auf der Oberseite eine längere Strecke zurücklegt als auf der Unterseite und dadurch schneller ist. Durch die höhere Geschwindigkeit entsteht auf der Oberseite des Flügels ein niedrigerer Druck als auf der Unterseite – und durch diesen Druckunterschied entsteht der Auftrieb. Klingt total einleuchtend – oder? In der Tat ist die physikalische Erklärung des Auftriebs ein bisschen komplex und für Menschen ohne großes technisches Interesse schwierig nachzuvollziehen.

Probier es bei der nächsten Autofahrt einfach aus: Öffne das Fenster und halte deine Hand parallel zum Boden wie einen Flügel. Sobald du die Neigung deiner Hand etwas gen Himmel veränderst, wird sie steigen. Das Ganze funktioniert aber nur mit ausreichender Geschwindigkeit (und solange du deine Hand nicht in einem zu steilen Winkel hältst, sonst passiert ein Strömungsabriss. Mehr dazu aber später auf Seite 81).

> Du kannst das Prinzip des Auftriebs auch zu Hause testen: Dazu brauchst du nur ein DIN-A4-Blatt, das du an der kurzen Seite zwischen deine Lippen nimmst und dann kräftig pustest. Das Blatt wird sich dadurch leicht nach oben biegen. Je stärker du pustest, desto mehr hebt sich das Papier. Diese Bewegung zeigt, wie eine Strömung – ähnlich wie die Luft über einen Flugzeugflügel – eine Kraft erzeugt, die das Blatt nach oben drückt.

Nun muss sich so ein Flugzeug natürlich auch nach vorn bewegen. Bei unseren modernen Jetflugzeugen übernehmen das die starken Triebwerke. In Kombination mit dem Auftrieb der Flügel wird das Flugzeug dann stärker nach oben als von der Schwerkraft runtergezogen. Und das ist schon das grundlegende Geheimnis des Ganzen!

WARUM DAS FLUGZEUG NICHT ABKIPPEN WIRD

Vor jedem Start wird genau berechnet, wann das Flugzeug abhebt. Das ist abhängig vom Gewicht, von der Temperatur, der Flughafenhöhe, dem

Umgebungsdruck. Später in der Luft zeigen unsere Instrumente die Geschwindigkeit an, die wir fliegen sollen. Dabei bleibt immer ausreichend Puffer zur Mindestgeschwindigkeit, die nötig ist, damit das Flugzeug genug Auftrieb hat, um sicher in der Luft zu bleiben. Und selbst wenn man diese unterschreiten würde, gibt es noch genügend Warnungen, bevor etwas passiert. Dieses Manöver wird natürlich schon seit der Flugschule trainiert. Die Piloten und Pilotinnen haben auch ein ureigenes Interesse daran, die Mindestgeschwindigkeit einzuhalten. Daher ist das Szenario, zu langsam zu sein oder auch ein „Abkippen" des Flugzeugs zu riskieren, zwar eine häufige Vorstellung bei Flugangstpassagieren. In der Realität passiert es aber nicht.

TECHNISCHE ANFORDERUNGEN

Damit ein Flugzeug überhaupt eine technische Zulassung erhält, muss es eine Vielzahl von strukturellen, mechanischen, elektrischen und sicherheitsrelevanten Tests bestehen. Sie sind entscheidend, um sicherzustellen, dass das Flugzeug wirklich allen denkbaren Belastungen standhält und unter allen Betriebsbedingungen sicher funktioniert.

Hier ein kleiner Auszug, was alles notwendig ist, damit ein Flugzeug zugelassen werden darf:

- **Belastungstest:** Beim sogenannten Wing Stress Test werden die Flügel nach oben gebogen, um zu prüfen, ob sie den maximalen Flugbelastungen standhalten. Wie immer in der Fliegerei wird ein gewisser Puffer verlangt und die Flügel halten viel mehr aus als die maximalen Belastungen eines normalen Fluges. Du kannst dir gerne mal ein Bild des Wing Stress Test vom Dreamliner (Boeing 787) im Internet anschauen. Die Flügel heben sich dabei über den Flugzeugrumpf und das Ganze sieht aus wie ein Osterhase mit langen Ohren.
- **Ermüdungstest:** Das Flugzeug wird wiederholt Belastungen in kurzer Zeit ausgesetzt, um zu prüfen, wie viele Flüge es aushält, bevor das Material ermüdet. Damit wird in kurzer Zeit eine lange Lebensdauer simuliert.

- **Stall-Test (Strömungsabriss):** Das Flugzeug wird bei diesen Testflügen absichtlich unter die Mindestgeschwindigkeit gebracht. Damit wird geprüft, wie sich das Flugzeug verhält und wie es sich wieder einfangen lässt.

Da die Flugzeuge auf der gesamten Welt geflogen werden, müssen sie natürlich auch extremen Wetterbedingungen standhalten – zum Beispiel der eisigen Kälte in Sibirien wie auch der Hitze in einer Wüste. Extremen Winden bei Stürmen müssen sie genauso trotzen wie sehr hohen Orten mit dünner Luft, Landungen auf nasser oder vereister Bahn et cetera.

DAS HERZ DES FLUGZEUGS: DIE TRIEBWERKE

Ein besonderes Augenmerk liegt auf den Triebwerken, da sie quasi das Herz eines Flugzeugs sind. Die Leistung der Triebwerke wird in vielen extremen Wetterbedingungen getestet: bei Hitze, bei Kälte, in dünner Luft. Dabei müssen sie natürlich stets die geforderten Leistungen erbringen. Die Triebwerke werden, wie das Flugzeug selbst, ebenfalls einem Dauertest unterzogen, um die Lebensdauer zu prüfen.

Spannend sind die sogenannten FOD-Tests. FOD steht für *Foreign Object Damage* (also Schaden durch ein „fremdes“, von außen kommendes Objekt). Dabei werden Eis, Schutt und sogar ganze Vögel (tiefgefrorene) durch ein laufendes Triebwerk gejagt, um zu schauen, ob das Triebwerk weiterläuft oder zumindest kontrolliert abgestellt werden kann.

ETOPS: STRENGE KRITERIEN FÜR ZWEIMOTORIGE FLIEGER

Und für die zweimotorigen Flugzeuge gibt es noch strengere Kriterien als zum Beispiel bei viermotorigen Fliegern. Sie brauchen eine spezielle ETOPS-Zulassung. ETOPS steht für *Extended-Range Twin-Engine Operation Performance Standards.*

Hinter diesem wenig griffigen Begriff steht ein großes Regelwerk für zweimotorige Flugzeuge und deren Triebwerke. Im Endeffekt wird gefordert, dass man entlang der Flugroute innerhalb einer gewissen Flugzeit einen Alternativflughafen ansteuern können muss, selbst mit einem Triebwerksausfall. Zum Beispiel steht ETOPS-330 dafür, dass der nächste Flughafen 330 Minuten entfernt sein darf.

Über dem Atlantischen Ozean ist man im schlechtesten Fall (mittig zwischen zwei Küstenlinien) zwei bis drei Stunden von einem Ausweichflughafen entfernt. Beim Pazifischen Ozean sind wir im schlechtesten Szenario schon bei fünf bis sechs Stunden. Und diese Zeitspanne muss das Flugzeug dann mit einem Triebwerk weniger überbrücken können. Dafür gibt es die ETOPS-Zulassungen. Die modernen zweimotorigen Flugzeuge haben oft eine ETOPS-Zulassung von 330 Minuten oder sogar mehr. Was im Umkehrschluss bedeutet, die Triebwerke bei zweimotorigen Flugzeugen sind so stark, dass man im Grunde genommen gar nicht auf das zweite Triebwerk angewiesen ist. Wie sagt man so schön? Doppelt hält besser.

Übrigens muss das alles natürlich auch bei der Flugplanung berücksichtigt werden und die Ausweichflughäfen entlang der Route müssen innerhalb einer gewissen Zeitspanne erreichbar sein. Auch müssen die Pilotinnen und Piloten in ETOPS eingewiesen sein.

WAS BEI EINEM SYSTEMAUSFALL PASSIEREN WÜRDE

Hast du dich schon mal gefragt, was passieren könnte, wenn mal ein System oder eine Komponente im Flugzeug ausfällt?

Alle wichtigen Systeme und Komponenten sind tatsächlich mehrfach vorhanden – das nennen wir „Redundanzen“ –, sodass bei einem Ausfall das Back-up-System übernimmt und etwaige Fehler auffangen kann. Die einzelnen Systeme haben eine sehr geringes Ausfallrisiko, aber für jedes wichtige gibt es dennoch mindestens ein Back-up, wenn nicht zwei oder drei. So lässt sich ein Totalausfall nahezu komplett ausschließen. Sehen wir uns das doch mal genauer an.

DIE REDUNDANZEN

Was den meisten sicherlich als Erstes auffällt, ist, dass es mindestens zwei Triebwerke gibt. Selbst wenn sie alle ausfallen würden, könnte man noch gleiten, und das je nach Flughöhe sogar über eine sehr lange Distanz. Zum Beispiel wären es bei zwölf Kilometern Flughöhe circa 200 Kilometer Gleitstrecke (abhängig vom Flugzeugtyp und den Windverhältnissen). Das heißt, innerhalb Europas wird man aus so einer Höhe selbst mit einem Totalausfall der Triebwerke in der Regel noch einen Ausweichflughafen erreichen.

Zur Not würden wir sogar auf dem Meer landen, wenn wir keinen Flughafen innerhalb der Gleitdistanz erreichen könnten. Das nennen wir in der Fliegerei „Ditching", eine Notwasserung. Meines Wissens gab es in den letzten 50 Jahren der Flugzeuggeschichte allerdings nur vier Ditchings. Und das mit einer erstaunlich hohen Überlebensquote, wie zum Beispiel beim wohl prominentesten Fall im Jahr 2009 auf dem Hudson River in New York, wo alle Personen an Bord überlebten.

Bei den Triebwerken ist aber noch lange nicht Schluss. Es gibt mindestens zwei Systeme, um das Fahrwerk ein- und auszufahren (und zur Not könnte man auch ohne Fahrwerk landen). Die wichtigsten Fluginstrumente im Cockpit sind in der Regel sogar mindestens drei Mal vorhanden, wie zum Beispiel der Kompass: für jede Pilotin und jeden Piloten einer und dann als Back-up noch ein weiterer.

Es gibt außerdem mindestens zwei Generatoren, die Strom erzeugen, wobei einer üblicherweise ausreicht. Und hier könnte man zur Not auf eine Batterie zurückgreifen, falls alle Generatoren ausfallen würden.

Die Steuerung der Ruder ist bei den meisten Maschinen an mindestens zwei hydraulische Systeme gekoppelt, damit man, falls eines ausfällt, mit dem anderen weiterhin steuern kann. Dazu gibt es mehrere Navigationssysteme und Autopiloten.

Und wie du in Kapitel 2 bereits gelesen hast, gibt es auch immer mindestens zwei Piloten (wenn wir nicht zu dritt oder gar zu viert sind). Wir sollen übrigens auch nicht die gleiche Mahlzeit zu uns nehmen, falls etwas mit dem Essen nicht in Ordnung ist. Früher war dies verpflichtend, mittlerweile ist der Hygienestandard aber so hoch, dass es mehr eine Empfehlung ist.

💡 Kleiner Funfact am Rande: Der Jumbo (die Boeing 747) hat sogar eine Redundanzstufe mehr als die heutigen Jets, da er als Militärtransporter konzipiert war. Die Boeing 747 verfügt über vier Triebwerke, fliegt aber auch noch mit zweien. Der Flieger hat außerdem vier Hydrauliksysteme (braucht im Notfall aber nur zwei) sowie vier Generatoren (von denen im Fall der Fälle einer genügt).

Das Design ist zwar schon über 50 Jahre alt, aber die „Königin der Lüfte“ war ihrer Zeit weit voraus. Heutzutage geht der Trend zu zweistrahligen Flugzeugen, die viel günstiger und wirtschaftlicher sind als die viermotorigen.

UMGANG MIT FEHLERN WÄHREND DES FLUGES

Wenn trotz aller Vorsichtsmaßnahmen ein Fehler während des Fluges passieren sollte, greifen unsere festgelegte Verfahren und Checklisten (SOPs), über die du in Kapitel 3 schon einiges gelesen hast. Du wärst erstaunt, wie ruhig und koordiniert es im Cockpit zu geht, wenn wir zum Beispiel einen Fehler im Triebwerk haben (natürlich höchst unwahrscheinlich).

Hier hilft uns auch FORDEC, ein Entscheidungsmodell in der Fliegerei, in komplexen und teilweise sehr dynamischen Situationen die Ruhe zu wahren und fundierte Entscheidungen zu treffen.

FORDEC ist ein Akronym und steht für *Facts, Options, Risk and Benefits, Decision, Execution and Check*. Ein Beispiel: Bei einem Triebwerksausfall während des Reiseflugs (nachdem alle Notfall-Checklisten gelesen wurden) sammeln die Piloten alle Fakten, prüfen Optionen (Rückkehr, Weiterflug, Zwischenlandung), bewerten Risiken & Vorteile der einzelnen Optionen, entscheiden sich dann je nach Situation für eine davon (abhängig davon, ob es zeitkritisch ist oder nicht) und führen diese aus. Eine letzte Überprüfung der Entscheidung findet noch einmal statt, ob sich zum Beispiel etwas während der Diskussion an den Bedingungen geändert hat.

Oft werde ich gefragt, was das Schlimmste ist, was mir als Pilot passiert ist, und tatsächlich war „das Schlimmste" aus Pilotensicht harmlos.

Wir verzeichneten kurz nach dem Start Vibrationen im Triebwerk. Das Verfahren sah vor, dass wir den Schub reduzieren, bis die Vibrationen unter einen gewissen Wert sinken. Wenn nicht, hätten wir das Triebwerk abgeschaltet und dadurch gesichert, um Schäden oder Beeinträchtigungen anderer Systeme zu verhindern oder damit das Triebwerk selbst nicht beschädigt wird.

Als das betroffene Triebwerk im Leerlauf war, fielen die Vibrationen tatsächlich unter den geforderten Wert und wir konnten es weiterlaufen lassen. Nach Absprache mit den Kolleginnen und Kollegen von der Technik haben wir uns für eine Ausweichlandung entschieden, um dort vor Ort das Triebwerk reparieren zu lassen. Relativ unspektakulär, aber doch nicht alltäglich. Die Zusammenarbeit lief äußerst ruhig und koordiniert ab und es bestand zu keinem Zeitpunkt Gefahr.

Dass wir wieder gelandet sind, anstatt zum Ziel weiterzufliegen – obwohl das technisch möglich gewesen wäre –, ist ein Standardvorgehen: Sobald wir kein Back-up mehr für ein wichtiges System haben, gibt es in der Regel eine Zwischenlandung, um wieder ein funktionierendes Back-up bereitzustellen.

Damit wir wie im Beispiel ruhig und effizient auf mögliche Ausfälle und Fehler reagieren können, üben wir genau das im Simulator – aber auch gedanklich.

MENTALES TRAINING

Wir nennen das mentales Training, sprich: Wir setzen uns auf einen Stuhl und gehen im Geist gewisse Abläufe durch. Wir überlegen uns in einer ruhigen Minute, wie wir Situationen handhaben würden, welche Faktoren (Facts) dabei eine Rolle spielen, welche Optionen (Options) wir haben und welche Risiken und Vorteile (Risk & Benefits) jede Option hat. Anschließend wird die Entscheidung (Decision) getroffen, durchgeführt (Execution) und zu einem passenden Zeitpunkt erneut auf den Prüfstand (Check) gestellt.

Das sogenannte Chair Flying („Fliegen auf einem Stuhl") haben wir bereits in der Flugschule genutzt. Dieses mentale Training hilft auch dabei, allgemeine fliegerische Abläufe zu üben. So kann man etwa die jeweiligen Handbewegungen trainieren und damit die motorischen Abläufe verinnerlichen. Viele Spitzensportler und -sportlerinnen nutzen dieses Tool ebenfalls. Formel-1-Fahrer gehen die Strecken im Geist durch und wissen, wann und wo welche Kurve kommt und wie sie wann beschleunigen müssen. Auch Slalomprofis üben so ihre Strecken. Indem man die Abläufe immer und immer wieder im Kopf durchspielt, weiß man in der jeweiligen Situation ganz genau, was zu tun ist – auch in Notfällen. Es hilft dabei, sich eine gewisse Resilienz aufzubauen: eine psychische Widerstandsfähigkeit, die hilft, extrem stressige Situationen zu meistern.

In Kapitel 3 habe ich es bereits angerissen: Wir Piloten und Pilotinnen haben für so gut wie jede Situation einen Plan B in der Tasche. Oft müssen wir ihn einfach nur aus der geistigen Schublade ziehen und eventuell noch an die jeweilige Situation anpassen. Damit das möglich ist, haben wir all die Worst-Case-Szenarios im Kopf durchgespielt. Jede Pilotin und jeder Pilot hat zum Beispiel einen möglichen Druckverlust, also einen plötzlichen oder allmählichen Abfall des Kabinendrucks, schon viele Male im Geist trainiert und natürlich auch praktisch im Simulator.

> 💡 Ich werde öfter gefragt, ob wir Bruchlandungen im Simulator üben. Das wäre allerdings ein Negativ-Training und wird in der Fliegerei tatsächlich nie gemacht. Wir Piloten und Pilotinnen trainieren immer positiv, was bedeutet: Unser Training zielt darauf ab, immer zu einer positiven Lösung zu kommen. Wir werden quasi zu der Einstellung erzogen: „Es muss immer gut ausgehen." Dieses positive Mindset führt dazu, dass wir uns mental nie mit einem Absturz auseinandersetzen, sondern immer nur damit, wie man ihn verhindert. Und das mit vollem Vertrauen, dass wir es in jeder Situation und bei jedem Fehler auch schaffen. Diese Art von Training führt dazu, das man technische Probleme völlig routiniert abhandelt und auch schwerwiegende Fehler einen nicht aus der Fassung bringen.

Du siehst, wir Piloten und Pilotinnen beschäftigen uns viel mit „Was wäre, wenn ..."-Szenarien, damit du es als Fluggast nicht tun musst. Dazu nutzen wir positives Training, das immer auf einen guten Ausgang der Situation ausgerichtet ist, damit wir zu jeder Zeit Vertrauen in das Flugzeug und auch in unsere eigenen Fähigkeiten setzen.

AUCH FÜRS FLUGZEUG: REGELMÄẞIGE CHECKS

Wie die Piloten und Pilotinnen muss auch das Flugzeug zu regelmäßigen Checks. Dabei wird unterschieden zwischen A-, B-, C- und D-Checks. Klingt vielleicht erst mal verwirrend, aber der Reihe nach:

- Die A- und B-Checks sind kleinere Inspektionen, die alle paar Monate stattfinden und meist in ein paar Stunden beziehungsweise in ein paar Tagen erledigt sind.
- Der C-Check findet circa alle zwei Jahre statt und ist eine größere und umfangreichere Wartung. Alle Systeme und Strukturen werden dabei überprüft und er dauert in der Regel mehrere Wochen.
- Der D-Check ist der umfangreichste und auch der teuerste Wartungscheck. Das Flugzeug wird dabei nahezu vollständig in seine Einzelteile zerlegt, um alles zu überprüfen, zu warten und, wenn nötig, auszutauschen. Dieser Check ist quasi eine Generalüberholung. Das Ganze dauert mehrere Wochen bis Monate. Ein einzelner D-Check kostet je nach Flugzeuggröße mehrere Millionen Dollar und beansprucht circa 50.000 Arbeitsstunden. (Um sich das besser vorstellen zu können: Wollte eine Person dieses Pensum allein bewältigen, entspräche das bei einer 40-Stunden-Woche circa 24 Arbeitsjahren, und zwar ohne Urlaub.) So ein D-Check findet circa alle sechs bis zwölf Jahre statt.

Was wir bis hierhin besprochen haben, sind nur die großen Checks, die ein Flugzeug absolvieren muss. Es kommen noch die regelmäßigen Routinechecks und natürlich der Outside Check der Pilotinnen und Piloten und auch der vom Ramp Agent (Lademeister) vor jedem Flug hinzu.

All diese Überprüfungen sind gesetzlich vorgeschrieben und müssen durchgeführt werden. Dabei dürfen nur zertifizierte Ersatzteile benutzt werden und auch die Technikerinnen und Techniker müssen entsprechend zertifiziert sein. Außerdem werden alle Arbeiten dokumentiert.

VERTRAUEN IN DAS FLUGZEUG UND DIE TECHNIK

Du siehst, beim Flugzeug ist es ähnlich wie bei den Piloten und Pilotinnen, die es fliegen. Der Sicherheitsstandard ist sehr hoch und sogar höher als in vielen anderen Branchen. In vielen Ländern dieser Welt gibt es zum Beispiel keine Überwachung für Kraftfahrzeuge.

Aber für jedes Land gelten die Vorschriften der ICAO (International Civil Aviation Organization). Sie sind zwar nicht direkt rechtlich bindend, aber die einzelnen Mitgliedsstaaten haben diese Vorschriften in nationales Recht umgesetzt, wodurch sie de facto verpflichtend sind. Jedes Land, das international fliegt, muss sich also an die Vorschriften und Standards halten, was auch immer wieder kontrolliert wird. Das betrifft sowohl die Ausbildung der Pilotinnen und Piloten oder Technikerinnen und Techniker als auch die Inspektionen und Zulassungen von Fluggeräten.

Diese Standards sind so hoch, dass die Statistiken auch hier ein hohes Maß an Sicherheit widerspiegeln. Technische Fehler sind wie immer möglich, aber höchst unwahrscheinlich und selbst dann gibt es eine ganze Reihe von Mechanismen, um das Ganze abzufangen – wie etwa die Redundanzen (Seite 46). Zudem werden diese Standards stets weiterentwickelt und verbessert. Jedes Mal, wenn eine Sicherheitslücke entdeckt wird, versucht man, diese zu schließen oder zumindest durch eine weitere „Käsescheibe“ zu verhindern. Käsescheibe? Du hast richtig gelesen!

DAS SCHWEIZER-KÄSE-MODELL

Was hat das alles denn mit Käse zu tun? Das Schweizer-Käse-Modell ist ein Modell aus dem Risikomanagement des Psychologen James Reason und erklärt ganz anschaulich, wie es zu einem Unfall kommen kann.

Jedes System und jede Sicherheitsvorkehrung hat ihre Schwachstelle(n). Du kannst dir jede Ebene in solch einem System als Käsescheibe vorstellen und die Schwachstellen als die Löcher in dieser Scheibe.

Du kannst versuchen, diese Lücken zu schließen oder zu verkleinern, indem du die Ebene an sich verbesserst. Oder du baust eine weitere Schutzebene dahinter auf, die das Loch verdeckt. Natürlich hat auch diese neue Scheibe wieder ihre Schwachstellen, da keine Systemebene eine hundertprozentige Sicherheit gewährleisten kann.

Heutzutage ist ein Flugunfall nur noch möglich, wenn es eine unglückliche Verkettung von Fehlern gab. Jedes Mal, wenn sich ein Vorfall ereignet, wird analysiert, wie es dazu kam und wie man diese Lücke schließen kann. Es ist nahezu unmöglich, dass ein einziges Loch in einer Scheibe zu einem Unfall führt. Erst wenn alle Löcher sämtlicher Scheiben zufällig in einer Linie stehen, kommt es zu einem Unfall.

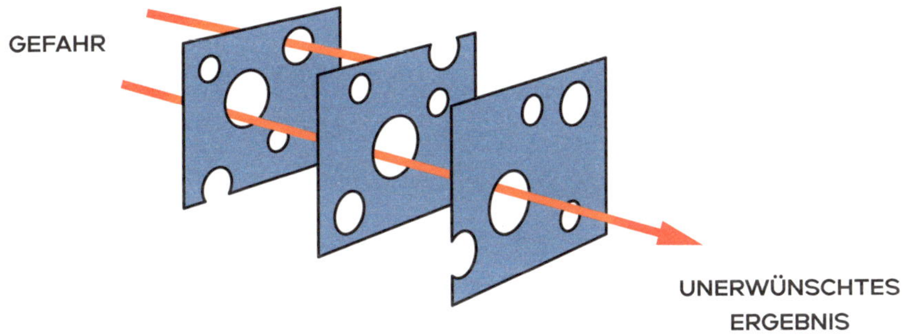

DER SCHWEIZER KÄSE IN DER PRAXIS

Ein kleines Beispiel von den Autoherstellern: Der Schulterblick beim Spurwechsel wird oft vergessen und es gibt beim Autofahren den sogenannten toten Winkel. Das ist der Bereich, der im Spiegel nicht einsehbar ist. Man hat daraufhin den „Toter-Winkel-Assistenten" entwickelt, der einen optisch davor warnt. Aber das ist nur eine Käsescheibe mehr und auch die kann man vergessen oder übersehen. In der Fliegerei wäre damit das Risiko noch zu hoch. Jede Airline hat ihre eigene Sicherheitsabteilung, die genau solche Gefahren, also die Löcher im Käse, identifiziert und Gegenmaßnahmen entwickelt.

Auch hier ein kleines Beispiel aus der Praxis: Während der Corona-Pandemie gab es weniger Flüge, sodass die meisten von uns entsprechend wenig Flugpraxis hatten. Als das Flugprogramm wieder hochgefahren wurde, wurde die Gefahr fehlender Flugpraxis beim Cockpitpersonal und fast allen anderen Berufsfeldern der Fliegerei identifiziert. Man hat dieses Risiko bewertet und entsprechende Maßnahmen entwickelt. Übrigens gibt es klare Trainingsvorgaben, wenn man über eine längere Zeit nicht geflogen ist. Das Programm wird dann entsprechend der Abwesenheitsdauer angepasst – eine weitere Käsescheibe.

Wenn du es mathematisch genauer wissen möchtest: In der Fliegerei ist die Zahl 10^{-8} eine gängiger Maßstab bei der Risikoberechnung. Ein Risiko von 10^{-8} bedeutet, die Wahrscheinlichkeit eines Ereignisses liegt bei 1 zu 100 Millionen. Wir wollen also erreichen, dass ein wichtiges System im Flugzeug höchstens mit einer Wahrscheinlichkeit von 1 zu 100 Millionen Flugstunden ausfällt.

Bei einem Kurzstreckenflug beträgt die durchschnittliche Flugzeit circa zwei Stunden, was bedeutet, wir wollen maximal einen Ausfall bei 50 Millionen Flügen haben. Und bei wichtigen Systemen haben wir noch ein Back-up-System, sodass wir dann eher bei einer Wahrscheinlichkeit von 10^{-9} sind, sprich einer Wahrscheinlichkeit von 1 zu 1 Milliarde. Für dich als Fluggast ist damit nahezu ausgeschlossen, dass du je einen Totalausfall erleben wirst.

Wenn dir also das nächste Mal deine innere Stimme zuflüstert: „Was wäre, wenn die Technik versagt?“, dann flüstere zurück: „Ich liebe Käse!“, und denk an all die Scheiben, die sich übereinanderlegen, bis kein Loch mehr zu sehen ist.

5 WAS PASSIERT EIGENTLICH BEI …?

Viele Passagiere und Passagierinnen wundern sich über gewisse Abläufe beim Fliegen oder stellen sich viele Fragen zu den einzelnen Flugphasen. Sobald die alljährlichen Herbststürme zunehmen, erreichen mich ebenso viele Fragen, ob das Fliegen unter diesen Umständen denn überhaupt sicher sei.

In diesem Kapitel gebe ich dir ein paar Hintergrundinformationen zu den häufigsten Themen. Oft ist es tatsächlich so, dass die Vorstellung der Fluggäste nicht der Realität entspricht. Bringen wir also etwas Licht ins Dunkel.

TAKE-OFF – DER START

Vor jedem Start ist eine Startberechnung notwendig. In diese fließen die aktuellen Wetterbedingungen und das Startgewicht ein. Wie immer beim Fliegen möchten wir hier auch eine Redundanz schaffen: Jeder Pilot rechnet erst mal für sich selbst und anschließend vergleichen wir unsere Ergebnisse miteinander.

Vor jedem Take-off gehen wir außerdem drei Szenarien durch, die ich dir gerne näher vorstellen möchte.

STARTABBRUCH

Der erste Fall ist der Startabbruch. Das heißt, wir berechnen, bis zu welcher Geschwindigkeit wir einen Start abbrechen können, um noch mit einer Vollbremsung auf der Bahn zum Stehen zu kommen. Dabei sind die Bahnbeschaffenheit und -länge ausschlaggebend. Wenn du selbst

Auto fährst, dann weißt du, dass der Bremsweg deutlich länger wird, wenn die Strecke nass oder gar verschneit ist.

Es gibt nur wenige Gründe, einen Start abzubrechen. Dazu gehört zum Beispiel ein Schubverlust durch einen Triebwerksfehler. Sollte vor der sogenannten Entscheidungsgeschwindigkeit (die wir V1 nennen) ein Triebwerk ausfallen, wird der Start abgebrochen, eine Vollbremsung gemacht und der Umkehrschub betätigt. Gleichzeitig werden die Störklappen auf den Flügeln ausgefahren, um das Flugzeug auch aerodynamisch abzubremsen.

TRIEBWERKSAUSFALL

Der zweite Fall, den wir besprechen, tritt ein, wenn ein Triebwerk nach Überschreiten der Entscheidungsgeschwindigkeit (V1) ausfällt. Die verbleibende Bahnlänge reicht möglicherweise nicht mehr aus, um darauf zu stoppen. Dann beschleunigen wir mit den verbliebenen Triebwerken weiter bis zur Abhebegeschwindigkeit (die wir Vr nennen) und nehmen eine spezielle Abflugroute, die für den reduzierten Schub genug Hindernisfreiheit bietet. Das ist in den meisten Fällen einfach geradeaus. Es geht dann darum, an Höhe zu gewinnen, die Checkliste für den Schubverlust abzuarbeiten und anschließend wieder zu landen – in der Regel dort, wo man abgeflogen ist. Es sei denn, es gibt Gründe, die das nicht zulassen, dann würde man alternativ zu einem vorab festgelegten Ausweichflughafen fliegen.

NORMALER ABFLUG

Der dritte Fall ist der normale Abflug. Jeder Flughafen hat in der Regel festgeschriebene Abflugrouten, je nachdem in welche Richtung man will, und die müssen wir einhalten. Hierbei geht es einmal um die Hindernisfreiheit unter dem Flugzeug und zum anderen um Lärmschutzbestimmungen. Es gibt mittlerweile auch schon „Lärmblitzer“ – falls wir uns nicht exakt auf der Abflugroute befinden, kann es teils empfindliche Bußgelder geben.

Alle drei Fälle werden vorher zwischen den Piloten oder Pilotinnen in einem Briefing besprochen. Ich selber musste noch nie einen Startabbruch oder einen Schubverlust managen, habe beides aber schon unzählige Male im Simulator trainiert.

HINAUF IN DIE LÜFTE: DER EIGENTLICHE START

Kommen wir nun zum physischen Abheben, auch Rotation genannt. Für viele Passagiere und Passagierinnen ist es ein seltsames Gefühl, wenn das Flugzeug abhebt und „nach oben gezogen wird". Es ist ungewohnt, die Schwerkraft zu überwinden, und viele empfinden den Druck auf ihren Körper als unangenehm. Das ist aber vollkommen normal und nichts Gefährliches.

Ich persönlich habe fast immer ein Lächeln auf den Lippen beim Rotieren, weil ich es nach all den Jahren immer noch faszinierend finde, dass so ein großer und schwerer Flieger abhebt. Es hat trotz der ganzen Berechnungen und dem Hintergrundwissen etwas Magisches.

Kurz nach dem Start gibt es für viele Menschen mit Flugangst einen kurzen Schreckmoment: Es fühlt sich an, als würden wir kurz nach dem erfolgreichen Abheben wieder „Absacken" beziehungsweise Sinken. Das ist zum Glück tatsächlich nur ein Gefühl, denn wir steigen weiter, nur nicht mehr so stark.

Ab einer gewissen Höhe steuern wir die Flugzeugnase etwas nach unten und steigen dadurch nicht mehr so stark und werden automatisch schneller. Gleichzeitig reduzieren wir den Schub vom Take-off ein wenig, um die Motoren zu schonen und nicht die ganze Zeit mit Vollgas zu fliegen. Wir sagen dazu Steigschub beziehungsweise Climb Thrust. Wenn wir den Schub reduzieren, hören das manche Passagiere und Passagierinnen, und gleichzeitig erzeugt das einen kleinen Abwärtsmoment – zusammen führt das zum besagten Gefühl des „Absackens". Du weißt aber nun, dass wir in Wirklichkeit weitersteigen, wenn auch weniger stark, und den Schub für die Beschleunigung nutzen.

Beim Beschleunigen fahren wir nach und nach die Klappen komplett ein. Die Flugzeugnase nehmen wir dann wieder hoch, um wieder steiler zu steigen. Haben wir den oberen Luftraum erreicht, beschleunigen wir erneut, weil wir üblicherweise in den unteren Lufträumen langsamer unterwegs sind. Auch hierbei wird wieder leicht die Nase gesenkt.

NICHT HALB SO DRAMATISCH WIE ES KLINGT: SCHUBÄNDERUNGEN

Zwischendurch kann es durchaus sein, dass die Lotsin oder der Lotse uns anweist, eine bestimmte Höhe zu halten, weil sie noch einen anderen Flieger im Luftraum über uns zu managen hat. Dann müssen wir, um nicht schneller zu werden, den Schub reduzieren. Diese Schubänderungen sind in der Regel gut zu hören. Menschen mit Flugangst kann dieses Geräusch beunruhigen, aber das ist ein ganz normaler Vorgang. Ähnlich wie im Auto, wo du das Gaspedal immer wieder an die aktuelle Situation anpassen musst. Solltest du also Schubänderungen aus den Triebwerken hören, hat das nichts mit einer Gefahr oder Turbulenzen zu tun, sondern es gibt immer einen guten Grund dafür.

DIE LANDUNG

„Auf meinem letzten Flug hatte ich einen schlechten Piloten, die Landung war ganz hart!" So oder so ähnlich wird die Leistung von Piloten und Pilotinnen oft bewertet. Ich muss dann immer schmunzeln, weil eine sanfte Landung nicht immer eine gute sein muss und eine positive, sprich etwas härtere, Landung in der Regel eine sehr sichere ist. Auch ist es schwierig, eine Landung von außerhalb des Cockpits zu beurteilen, da einfach wichtige Informationen fehlen, wie zum Beispiel zum Wind und vielem mehr. Lass mich erklären, warum das so ist.

ESSENZIELL: EIN GUTER ANFLUG

Jede gute Landung beginnt mit einem guten Anflug. Läuft der Anflug stabil und wie gewollt, gilt das meistens auch für die Landung als letzten Schritt des Ganzen. Sollte der Anflug aus irgendwelchen Gründen nicht gut laufen, können wir jederzeit durchstarten (was das heißt, liest du auf Seite 62).

Wir haben viele verschiedene Anflugarten und auch für jede Landebahn gibt es oft mehrere Varianten. Sie haben ein laterales und ein vertikales Profil. Es ist also genau vorgeschrieben, welche Höhe wir bei welchem Abstand zur Bahn haben sollen (vertikal) und auf welchem Kurs zur Bahn wir uns befinden sollen (lateral).

Stell dir zur Verdeutlichung einen Strahl von der Bahn schräg in die Luft vor. Auf diesem Strahl müssen wir fliegen, gleichzeitig die richtige Höhe haben, die Geschwindigkeit reduzieren, die richtige Konfiguration (Fahrwerk und Landeklappen) einstellen und die Checkliste für die Landung lesen. Es gibt dabei klare Vorschriften und Grenzen, die zwingend einzuhalten sind. Gelingt das nicht, muss durchgestartet werden.

Die erlaubten Abweichungen von diesem Strahl werden immer enger, je näher wir der Landebahn kommen. Du kannst dir das wie eine Pyramide vorstellen, deren Spitze am Anfang der Landebahn liegt (Abbildung S. 60). Wir fliegen entweder mit dem Autopiloten oder manuell. Bei gewissen Nebellagen mit sehr schlechter Sicht sind wir verpflichtet, mit dem Autopiloten zu fliegen (inklusive Landung).

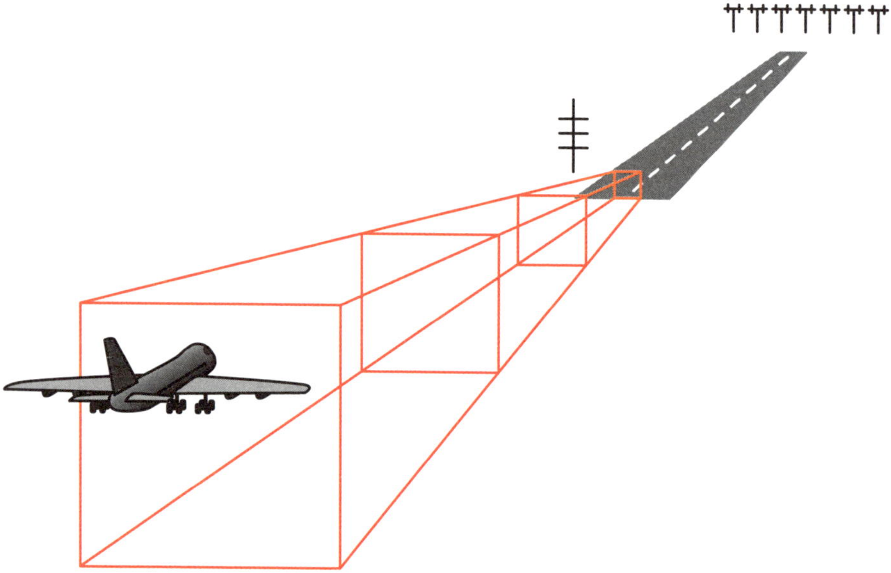

💡 Dazu noch ein interessanter Fakt: Der Start wird *immer* manuell geflogen; automatische Landungen finden nur bei sehr schlechten Sichtverhältnissen statt. Ansonsten müssen wir nach dem Anflug die Landung nach Sicht und manuell durchführen.

Du fragst dich vielleicht, warum wir nicht immer per Autopilot landen?

Zum einen macht das Landen richtig viel Spaß. Außerdem gibt es bei automatischen Landungen besondere Vorschriften, die den Flugbetrieb komplexer machen. Dadurch erhöht sich die Staffelung (Abstände zwischen zwei Flugzeugen), was wiederum die Frequenz der startenden und landenden Flugzeuge reduziert und eventuell zu Staus führt, sowohl in der Luft als auch am Boden.

VON BREMSWEGEN UND LUFTKISSEN: WIE DER FLIEGER ZURÜCK AUF DEN BODEN KOMMT

Aber zurück zum konkreten Ablauf. Während des Anfluges muss immer wieder die Geschwindigkeit angepasst werden und daher sind auch hier Schubänderungen vollkommen normal. Wenn wir dazu noch starke Windänderungen haben, müssen wir den Schub eventuell sogar deutlich anpassen, um die richtige Geschwindigkeit zu halten. Es gilt, den Kurs zu halten und bei Änderung der Windrichtung entsprechend gegenzusteuern. Auch das ist für uns Routine.

Kurz bevor das Flugzeug aufsetzt, nehmen wir die Nase etwas hoch und reduzieren den Schub auf Leerlauf. Das Ganze haben wir uns bei den Vögeln abgeschaut. Es hört sich zwar in der Theorie einfach an, ist aber ein sehr dynamischer Vorgang. Hinzu kommt noch der sogenannte Bodeneffekt. Ich möchte hier nicht zu tief in die Aerodynamik einsteigen, daher stell dir das wie eine Art Luftkissen vor: Das Flugzeug kommt von oben, setzt zur Landung an und drückt die Luft unter seinen Flügeln zusammen. Dadurch entsteht wortwörtlich ein Luftkissen, was das Flugzeug aerodynamisch in der Luft hält.

Durch den Bodeneffekt wird mehr Auftrieb erzeugt und der kann das Aufsetzen der Räder auf der Landebahn verzögern. Dann schwebt das Flugzeug quasi ein Stück über die Strecke. Es wird immer langsamer, wodurch der Auftrieb dann abnimmt. Irgendwann ist die Schwerkraft stärker als der Auftrieb der Flügel und der Bodeneffekt – und das Flugzeug sinkt zu Boden.

Wir berechnen den Bremsweg vor jeder Landung mit den aktuellen Wetterdaten und dem Gewicht und wissen daher genau, wie viel Strecke wir zum Abbremsen benötigen. Sollten wir unvorhergesehenerweise weiter die Landebahn entlangschweben, kommt irgendwann der Punkt, an dem die Bahn nicht mehr ausreichen würde, um abzubremsen. Daher müssen wir spätestens an diesem Punkt durchstarten.

IM ZWEIFEL LIEBER DURCHSTARTEN

Bestimmt kennst du den Begriff aus der Alltagssprache – aber was meinen wir damit in der Fliegerei? Im Grunde ist Durchstarten nichts anderes als ein erneuter Take-off in der Luft. Wir brechen den Anflug und die Landung ab, geben Gas und steigen wieder. Dann passiert in der Regel genau dasselbe wie beim Start: Das Fahrwerk wird wieder eingefahren, irgendwann wird beschleunigt, die Klappen werden eingefahren – und dann wird ein neuer Anflug eingeleitet.

Welche Situationen führen zu einem Durchstartemanöver? Der häufigste Grund ist, dass der Lotse uns dazu anweist, um gewisse Abstände zwischen Flugzeugen einzuhalten oder zu vergrößern. Es kann auch sein, dass eine Maschine die Landebahn noch blockiert und wir nicht landen können. Oder es ist ähnlich wie beim Parken eines Autos: Wenn es nicht hinhaut, ist es oft einfacher, komplett rauszufahren und einen frischen Versuch zu starten, als mit viel Aufwand zu rangieren. *If in doubt – go around!*, also im Zweifel lieber durchstarten und noch eine Schleife drehen.

WARUM WIR BESSER FRÜHER ALS SPÄTER AUFSETZEN

Ein weiterer Knackpunkt beim Landen ist: Wir brauchen eine Mindestgeschwindigkeit für die effektive Nutzung der Steuerflächen unserer Ruder. Das heißt, wir könnten bei einem niedrigeren Tempo zwar noch die Ruder betätigen, diese hätten aber keine Wirkung. So wären wir dem Wind ausgesetzt und könnten nicht gegensteuern. Das ist ein Zustand, den wir natürlich unbedingt vermeiden wollen.

Gerade wenn wir Seitenwind oder generell sehr starken Wind haben, wollen wir auf gar keinen Fall lange – aufgrund des Bodeneffekts – über der Bahn entlangschweben. Stattdessen wollen wir am Anfang der Bahn aufsetzen, mit voller Kontrolle der Ruderflächen. Das schaffen wir, indem wir kontrolliert positiv, also etwas härter aufsetzen.

Das gilt natürlich auch, wenn die Bahn sehr kurz ist oder die benötigte Landedistanz sehr lang, etwa bei einem verlängerten Bremsweg durch Nässe. Ein gutes Beispiel ist der Flughafen von Saarbrücken. Zum einen ist die Bahn hier mit 2000 Metern relativ kurz und zum anderen wurde dieser Flughafen auf einem Berg gebaut. Kurz hinter den beiden Bahnenden geht es steil bergab. An solchen Flugplätzen wird in der Regel positiv gelandet, weil es schlicht sicherer ist.

💡 Ein anderes Beispiel ist der Flughafen Madeira Funchal. Mit den Winden, die dort regelmäßig herrschen, wirken die Landungen von außen betrachtet oft spektakulär. Die Lande- und Startbahn wurde schon vor einigen Jahren verlängert, um das Ganze zu vereinfachen. Dennoch sind das Anflugverfahren und die Windbedingungen besonders, weshalb auf diesem Flughafen nur Kapitäninnen und Kapitäne nach einer gesonderten Flugeinweisung landen dürfen. Dabei liegt der Fokus ebenfalls auf dem raschen Aufsetzen, um nicht erst lange über der Bahn zu schweben und eventuell noch von einer Windböe erfasst zu werden. Übrigens: So spektakulär es in den vielen Videos immer aussieht, im Cockpit ist auch das alles normal und im Rahmen unserer strengen Sicherheitsregeln.

Falls du dich nun fragst, ob das Fahrwerk des Flugzeugs so einen harten Aufprall überhaupt aushält – denk an die strengen Zulassungsbedingungen aus Kapitel 4 zurück: Bei den vorgeschriebenen Belastungstests wird natürlich vorab auch der Aufprall getestet, um entsprechende Daten für positive bis harte Landungen zu bekommen.

Nachdem das Flugzeug den Boden berührt, werden die Störklappen auf den Flügeln ausgefahren – dabei kann man von den Plätzen hinter den

Flügeln etwas von deren Innerem erhaschen. Durch das Hochfahren der Klappen hat man oft das Gefühl, nochmals zu landen, weil das die Stoßdämpfer erneut nach unten drückt.

Gleichzeitig wird der Umkehrschub betätigt. Je nachdem wie viel Umkehrschub die Piloten oder Pilotinnen geben, hörst du erneut das Hochfahren der Triebwerke. Auch das ist normal. Je nach Flughafen und Lärmschutzbestimmungen gibt man wenig bis kaum Umkehrschub. Aber wenn nötig, gehen wir bis zum Anschlag, um rechtzeitig auf der Bahn zum Stillstand zu kommen.

DIE KÖNIGSKLASSE DER LANDUNGEN

Kommen wir nun zur Königsklasse der Landungen: starke Seitenwinde. Jedes Flugzeug ist bis zu einer gewissen Seitenwindgeschwindigkeit zugelassen. Meist versucht man, gegen den Wind zu landen. Manchmal wird je nach Lärmschutzbestimmungen auch mit leichtem Rückenwind gelandet. Auch hier gibt es vom Hersteller Limits, die einzuhalten sind.

Der Wind verändert sich je nach Flughöhe, sowohl von der Richtung als auch von der Windstärke. Als Faustformel ist er in 1500 Fuß (circa 450 Meter) 50 Prozent stärker und dreht sich um 30 Grad nach links oder rechts, je nachdem auf welcher Erdhalbkugel man sich befindet.

Das bedeutet: Auf den letzten 500 Höhenmetern haben wir Piloten und Pilotinnen gut zu tun. Bei starken Seitenwinden kommt noch hinzu, dass wir den Anflug mit der Nase in Windrichtung durchführen. Wir fliegen dann zwar auf der Verlängerung der Landebahn – stell dir wieder den Strahl vor –, aber die Flugzeugnase ist bis kurz vor der Landung am Wind ausgerichtet. Je nach Flugzeugtyp und Bahnbeschaffenheit gibt es dann unterschiedliche Landetechniken.

Bei manchen Flugzeugen ist es üblich, eine Flügelseite hängen zu lassen und zuerst mit dem einen Hauptfahrwerk aufzusetzen und dann mit dem anderen. Bei anderen Typen wird kurz vor der Landung das Flugzeug gerade ausgerichtet, mit den Ruderflächen gegen den Wind gesteuert und auf beiden Seiten gleichzeitig aufgesetzt.

Und es gibt noch eine weitere Methode, bei der man diesen Vorhaltewinkel beibehält und genau so landet. Das heißt, die Flugzeugnase wird in die Windrichtung gedreht. Sobald das Flugzeug dann den Boden berührt, wird es automatisch gerade gezogen, wodurch es eine große Hebelwirkung am Heck gibt. So etwas kommt relativ selten vor, ist aber dennoch eine sehr sichere Variante zu landen.

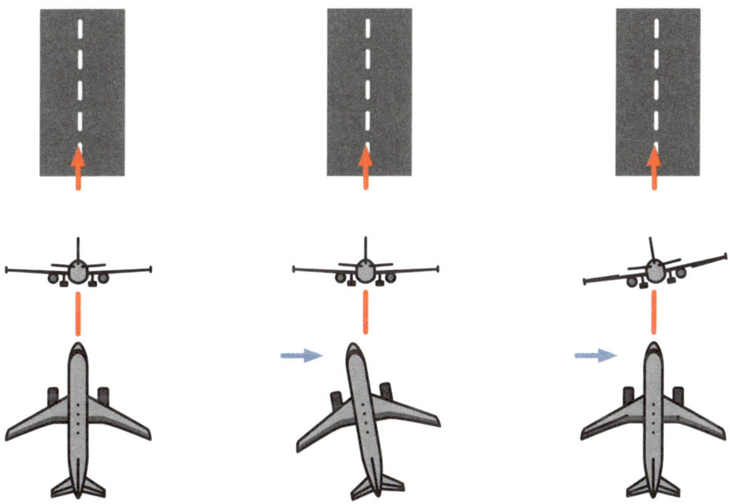

KEIN SEITENWIND (rote Pfeile sind die Flugrichtung) | **SEITENWIND** (Nase in den Wind) | **SEITENWIND** (hängender Flügel)

Jetzt kennst du viele verschiedene Landetechniken und wunderst dich nicht mehr, falls mal das linke Fahrwerk vor dem rechten aufsetzt oder die Landung besonders positiv war.

FLUGGERÄUSCHE

Ein weiteres Thema, zu dem immer wieder Fragen auftauchen, sind die Geräusche im Flugzeug. In einem Flieger und während des Fluges gibt es natürlich sehr viele mögliche Geräuschquellen. Weil wir sehr schnell fliegen, ist es oft generell recht laut (wobei das je nach Flugzeug und Geschwindigkeit deutlich variiert). Auch die Flughöhe spielt eine Rolle. Der Druckunterschied kann ebenfalls eine Auswirkung auf die Fluggeräusche haben. Dazu kommt eine ganze Reihe weiterer typischer Geräuschquellen, die ich dir in diesem Abschnitt vorstellen möchte.

„BING, BONG" – DER CHIME

Was die meisten Passagiere und Passagierinnen immer wieder mal hören, ist der sogenannte Chime, eine Art Läuten oder Klingelgeräusch. Es kann viele Gründe haben, warum dieser Chime erklingt. Je nach Flugzeug gibt es verschiedene Töne oder Tonabfolgen. Einer der häufigsten Gründe ist natürlich der sogenannte Paxcall, auf Deutsch der Passagierruf. Vielleicht hast du den Knopf schon selber betätigt, um bei den Flugbegleitern und -begleiterinnen nach einem Glas Wasser zu fragen.

Es gibt auch ein Rufsystem für die Bordbesatzung, um innerhalb des Teams miteinander zu kommunizieren: zum Beispiel wenn die Pilotin oder der Pilot etwas mit der Crew besprechen will. Im Cockpit gibt es einen Rufknopf oder eine Art Telefonanlage und es ertönt in der Flugzeugkabine auch ein Ton beziehungsweise der Chime. Die Flugbegleiterinnen und -begleiter können dann am Display sehen, wer sie gerufen hat, oder es gibt farbige Lämpchen, die aufleuchten. Je nach Farbe weiß dann der Flugbegleiter, woher der Anruf kommt.

Darüber hinaus ertönt der Chime in der Regel auch beim Ein- und Ausschalten der Anschnall- oder Rauchverbotszeichen. Somit ist es kein Wunder, dass du Chimes oft während eines Fluges hören kannst. Das braucht dich nicht zu beunruhigen – stell dir die Chimes einfach wie einen Klingel- oder Benachrichtigungston am Handy vor.

Früher, als es noch Raucherflüge gab, wurden die Rauchverbotszeichen automatisch mit dem Einfahren des Fahrwerks ausgeschaltet. Viele Raucher und Raucherinnen saßen damals mit Zigaretten und Feuerzeug auf ihren Sitzen und warteten nur darauf, dass die Zeichen ausgingen. Deshalb hörst du selbst heute noch diesen Chime beim Ein- und Ausfahren des Fahrwerks (bei manchen Flugzeugtypen), obwohl es so gut wie keine Airline mehr gibt, bei der das Rauchen an Bord noch gestattet ist – einfach weil die Rauchverbotszeichen immer noch ans Ein- und Ausfahren vom Fahrwerk gekoppelt sind.

TRIEBWERK, PUMPEN UND CO.

Es gibt natürlich noch viele weitere Umgebungsgeräusche. Die größte Quelle sind die Triebwerke. Die kann man oft hören, wenn der Schub sich ändert. Wie bereits erwähnt, passiert das immer abhängig von der jeweiligen Situation, ganz ähnlich wie beim Gaspedal im Auto.

Ebenfalls sehr deutlich zu hören ist stets das Aus- und Einfahren des Fahrwerks. Je nachdem wie weit du davon entfernt sitzt, wirst du davon mehr oder weniger mitbekommen.

Ein weiteres Geräusch, das viele Fluggäste verwirrt, sind die Hydraulikpumpen, die betätigt werden. Vor allem Airbus verbaut Pumpen, die unglaublich laut und markant sind. Wann werden sie betätigt und sind daher zu hören?

Viele Türen und Klappen werden hydraulisch betätigt, also zum Beispiel beim Öffnen oder Schließen der Frachtluken. Auch hört man sie beim Ein- und Ausfahren der sogenannten Flaps (Auftriebshilfen an den Flügeln). Das Fahrwerk wird in der Regel ebenfalls hydraulisch ein- und ausgefahren und auch noch weitere Systeme, von denen du aber seltener etwas mitbekommen wirst. Die Pumpen von Airbus sind vor allem am Boden zu hören, in der Luft werden sie oft durch den Fahrtwind oder von den Triebwerksgeräuschen übertönt.

Es gibt bei der Airbus-320-Familie ein besonders lautes Hydrauliksystem, das sich anhört wie ein bellender oder knurrender Hund. In der Regel hörst du das Geräusch nur nach der Landung, wenn ein Triebwerk ausgeschaltet wird, um die Umwelt zu schonen und Kosten zu sparen. Das System sorgt dafür, dass der hydraulische Druck zwischen den verbleibenden Hydrauliksystemen ausgeglichen wird, weil die Hydraulikpumpe des abgeschalteten Triebwerks nicht mehr arbeitet.

Das ist ein normales, nur leider sehr lautes Geräusch, aber in keiner Weise gefährlich.

„HIER SPRICHT IHR KAPITÄN“

Beim Thema Geräusche und Lautstärke möchte ich auch auf Ansagen aus dem Cockpit eingehen. Aus Erfahrung weiß ich, dass sich viele Passagiere und Passagierinnen mit Flugangst häufige beruhigende Ansagen aus dem Cockpit wünschen. Am besten bei jedem Wackler oder Geräusch. Normalerweise gibt es eine Willkommensansage und eventuell noch eine kurze Ansage vor der Landung. Dazwischen erfolgen sie nur bei wichtigen Ereignissen oder Informationen, die wir an die Fluggäste weitergeben wollen.

An erster Stelle steht bei uns Pilotinnen und Piloten die Sicherheit des Flugzeugs und der Menschen an Bord. Dafür gibt es in der Fliegerei eine goldene Regel: *Aviate, navigate, communicate* – „Flugzeug steuern, navigieren, kommunizieren.“ Diese Reihenfolge ist sehr wichtig! Als Erstes geht es immer darum, sicher zu fliegen. Anschließend kümmern wir uns um die Navigation und erst dann erfolgt die Kommunikation mit zum Beispiel den Fluglotsen, der Kabinen-Crew, den Kolleginnen und Kollegen von der Technik oder auch den Passagieren. Und oft ist die Kommunikation mit den Fluggästen der letzte Schritt in der Kommunikationsabfolge, weil alles andere eine höhere Priorität hat.

Nehmen wir mal das Thema Durchstarten als Beispiel (auf Seite 62 kannst du noch mal nachlesen, was es mit dem Manöver auf sich hat): Falls der Lotse uns zum Durchstarten anweist, ist es wichtig, das Durchstartemanöver sauber zu fliegen, das Flugzeug in die richtige Position und Konfiguration zu bringen und anschließend den weiteren Anflug mit den Fluglotsen und -lotsinnen zu koordinieren. Erst wenn das alles getan ist und wir kurz die Kapazität haben, erfolgt eine Ansage. Die ist in der Regel auch kurz, weil es anschließend direkt mit dem nächsten Anflug weitergeht. Das ist für uns nichts Gefährliches und schon gar kein Notfallverfahren, aber die Arbeitsbelastung ist natürlich hoch und wir müssen unseren Fokus auf das Fliegen und die Navigation setzen.

Wir haben sogar ein sogenanntes Steriles-Cockpit-Konzept, das uns für Start und Landung jedwede private Gespräche untersagt. Auch sollen keinerlei Ablenkungen wie Essen oder Trinken unter einer gewissen Flughöhe stattfinden. Mit der Kabinen-Crew sollen wir während dieser Flugphasen nur bei dringenden und sicherheitsrelevanten Angelegenheiten sprechen. So liegt der Fokus voll auf der sicheren Flugdurchführung.

Zusammenfassend kann man festhalten, dass die Ansagen immer dann kommen, wenn es relevant für die Passagiere und Passagierinnen wird. Meistens geschieht das zeitversetzt, weil wir uns erst ums Fliegen und um die Navigation kümmern.

Nun kennst du die Hintergründe der gängigen Geräusche an Bord, die vielen Angst und Sorgen bereiten, und weißt: Sie alle weisen auf keinerlei Gefahren hin und gehören zum normalen Alltag in der Fliegerei.

> 💡 Noch eine kleine Randnotiz zu den Passagieransagen: Wir fliegen mit sehr hohen Geschwindigkeiten und es ist ziemlich laut. Die Lautsprecher und Mikrofone haben in der Regel keine Studioqualität, aber ich versichere dir, dass Piloten und Pilotinnen weder nach „Nuschelqualtität“ ausgesucht werden noch bei den Ansagen das Mikrofon in den Mund nehmen. Ganz ehrlich. 😉

TURBULENZEN

Turbulenzen sind für viele Menschen mit Flugangst der Endgegner. Es fühlt sich an, als wären da Luftlöcher von mehreren Hundert Metern Tiefe, und im Kopf beginnt der Film, dass der unausweichliche Absturz bevorsteht. Das alles passiert aber tatsächlich nur in den eigenen Gedanken und hat mit der Realität nichts zu tun. Fakt ist, dass Turbulenzen zum Fliegen dazugehören und leider durch den Klimawandel an Intensität und Häufigkeit zunehmen (wie sie genau entstehen, liest du ab Seite 75). Warum es trotzdem keine Gefahr darstellt, wenn es mal kurz (oder auch länger) wackelt, erkläre ich dir in diesem Abschnitt.

Das Wichtigste zuerst: Es stürzt definitiv kein Flugzeug wegen Turbulenzen ab! Ein Flieger ist so gebaut, dass er heftige Turbulenzen und auch sehr starke Winde aushält. Du erinnerst dich bestimmt an die Zulassungskriterien und die damit verbundenen Belastungstests. Gerade bei starken Winden und Turbulenzen können die Flügel etwas „wackeln“, doch das ist normal und sogar gewollt. Diese Flexibilität verhindert nämlich, dass der Flügel bricht.

Turbulenzen fühlen sich oft so an, als würde man plötzlich viel Höhe verlieren, regelrecht absacken. Viele Passagiere und Passagierinnen berichten von diesem persönlichen Eindruck – an unseren Fluginstrumenten erkennen wir jedoch genau, dass es eigentlich nur einige Zentimeter bis wenige Meter waren. Wie kommt es zu diesem Unterschied zwischen unserem Gefühl und der Realität? Wir Menschen nehmen starke Beschleunigungskräfte wahr, aber tun uns schwer mit (hohen) Geschwindigkeiten, gerade wenn wir draußen keine Fixpunkte haben, sondern nur Himmel und Wolken. Ohne Instrumente können wir nicht wissen, wie schnell das Flugzeug fliegt, da unser Körper es schlicht nicht fühlen kann. Abrupte Beschleunigungen oder Verzögerungen spüren wir dagegen schon.

Vielleicht hilft dir ein bildlicher Vergleich, besser mit Turbulenzen klarzukommen: Stell dir vor, das Flugzeug wäre ein Eierkarton. Du kannst ihn so stark schütteln, wie du willst, weder Karton noch Inhalt wird etwas passieren. Und so ist es auch mit dem Flugzeug und den Turbulenzen. Die Wahrnehmung der Menschen ist oft eine andere, aber die Realität ist, dass das Flugzeug dem Rütteln trotzt.

Natürlich liegt dein Fokus, wenn du Angst vor Turbulenzen hast, während des ganzen Fluges auf jedem noch so kleinen Wackler. Dadurch nimmst du diese Erschütterungen auch stärker wahr. Gerade bei heftigen Turbulenzen kommt es immer wieder vor, dass die Menschen vor Angst aufschreien wie auf einer Achterbahn. Und das wiederum verstärkt zusätzlich das Gefühl, es sei Gefahr im Verzug.

Viele nehmen Turbulenzen beim Fliegen viel stärker wahr als zum Beispiel die Erschütterungen im Auto oder im Zug. Aber ist dir schon einmal aufgefallen, dass Getränke im Flugzeug in offenen Bechern ausgeschenkt werden? Wann hattest du das letzte Mal einen offenen Kaffeebecher im Auto dabei? Wahrscheinlich hältst du das für keine gute Idee, weil alles viel zu sehr wackelt.

INTENSITÄT VON TURBULENZEN: DER KAFFEEBECHERTEST

Wo wir gerade bei Kaffeebechern sind: In der Fliegerei unterscheiden wir zwischen leichten, mäßigen und starken Turbulenzen. Und um diese zu differenzieren, nutzen wir den inoffiziellen Kaffeebechertest. Du kannst natürlich auch jedes andere Getränk nehmen. Das Ganze funktioniert so: Stell den Becher im Flieger auf deinen Tisch und beobachte ihn ganz genau (aber bitte nicht mit heißen Flüssigkeiten bei stärkeren Turbulenzen):

- Bei leichten Turbulenzen schwappt nichts über.
- Bei mäßigen Turbulenzen kann die Flüssigkeit überschwappen.
- Bei starken Turbulenzen würde der Becher umfallen oder sogar hochfliegen

Spätestens bei anhaltenden mäßigen Turbulenzen schalten wir in der Regel die Anschnallzeichen ein und machen eine kurze Ansage. Das ist aber je nach Airline unterschiedlich geregelt.

Selbst bei starken Turbulenzen besteht keinerlei Gefahr für das Flugzeug. Es gibt „nur" ein Verletzungsrisiko für die Fluggäste, falls sie nicht angeschnallt sind oder Gegenstände unkontrolliert durch die Gegend fliegen. Daher empfehle ich dir, dich immer anzuschnallen, vor allem wenn es wackelt, und deine Sachen bei Turbulenzen sicher zu verstauen.

WANN DU DICH BEDENKENLOS ABSCHNALLEN KANNST

Ich habe schon öfter gehört, dass viele Leute sich gar nicht trauen, im Flieger auf die Toilette zu gehen, selbst wenn die Anschnallzeichen ausgeschaltet sind. Aus Angst vor plötzlichen Turbulenzen bleiben sie lieber angeschnallt auf ihrem Sitz. Das klappt sicherlich bei einem kurzen Flug, aber bei einem Langstreckenflug könnte es eng werden. Einem Gang zum WC steht aber nichts entgegen, wenn die Anschnallzeichen aus sind.

In der Regel sind wir Piloten und Pilotinnen durch unsere Flugunterlagen über Turbulenzgebiete informiert. Manche Airlines haben sogar eine Art App, die solche Gebiete anzeigt. Dabei wird deren Größe auf unseren Navigationskarten dargestellt und auch die entsprechenden Höhen, in denen sich die Gebiete erstrecken. Darüber hinaus sind Turbulenzen eher selten, auch wenn Klimaforscherinnen und -forscher einen Anstieg in den letzten Jahren festgestellt haben. Noch seltener sind sehr starke Turbulenzen. Ich hatte zum Glück in 20 Jahren Fliegen noch keine starken Turbulenzen – und auch noch keine Verletzten.

Die größte Sorge, die ich als Pilot bei Turbulenzen habe, gilt meinen Kolleginnen und Kollegen in der Kabine, weil sie in der Regel nicht angeschnallt sind, sondern sich um die Belange der Fluggäste kümmern. Sollten wir tatsächlich mal unerwartet auf heftige Turbulenzen stoßen, dann besteht natürlich ein hohes Verletzungsrisiko für die Kabinen-Crew. Sobald ich weiß, dass alle Crew-Mitglieder auch sicher auf ihren Flugbegleiterstationen sitzen, bin ich daher immer beruhigt.

WIE WIR TURBULENZEN UMGEHEN

Tatsächlich sind Turbulenzen beim Fliegen so normal, dass es keine Notfallverfahren dafür gibt – schlicht weil sie keine Notfälle sind. Wir umfliegen in der Regel einfach Gebiete mit starken Turbulenzvorhersagen. Sollten wir wirklich mittleren oder starken Turbulenzen begegnen, dann sprechen wir mit den Fluglotsinnen und fragen nach, ob es in anderen Höhen ruhiger ist. Gleichzeitig kann die Fluglotsin dann andere Flüge vorwarnen, damit sie gegebenenfalls präventiv die Anschnallzeichen einschalten und den Service unterbrechen. Die meisten Flugzeuge haben eine empfohlene Geschwindigkeit, um Turbulenzen zu durchfliegen, daher kann es im Fall der Fälle zu Geschwindigkeitsänderungen kommen.

TIPPS UND TRICKS FÜR DEN UMGANG MIT TURBULENZEN

Du hast nun einiges darüber gelesen, warum Turbulenzen kein Grund zur Beunruhigung sind. Falls du dich dennoch damit schwertust, dann buch dir am besten einen Sitzplatz weiter vorne, wo es aufgrund der Hebelwirkung tendenziell weniger wackelt. Gerade bei großen und langen Flugzeugen bekommst du im Heck viel mehr von möglichen Turbulenzen mit.

Falls du das Bild im Kopf hast, dass das Flugzeug einfach durch Turbulenzen herunterfallen könnte, möchte ich dir dazu ein bildhaftes Beispiel mitgeben: Die Luft, in der wir fliegen, besteht aus Teilchen, Wasser und Gasen, die wir nicht sehen können. Sie ist kein Vakuum und es gibt auch keine „Luftlöcher", auch wenn sich Turbulenzen so anfühlen wie Schlaglöcher in der Straße. Brillenträger kennen es: Wenn sie im Winter ins Warme kommen, beschlägt die Brille, denn die unsichtbare Feuchtigkeit in der Luft kondensiert am Glas. Das heißt, die Luft ist nicht „leer" und ein Flugzeug kann daher nicht einfach so fallen. Vielmehr kannst du dir die Luft als eine Art Wackelpudding vorstellen, durch den das Flugzeug hindurchgleitet. Und egal wie heftig es wackelt, der Flieger wird weiterhin vom Wackelpudding getragen.

Beim nächsten Flug kannst du ja mal mit dem Kaffeebecher messen, wie viele Turbulenzen du hattest und vor allem, wie lange und wie häufig sie auftraten. Du wirst sehen, dass diese Zeit im Verhältnis zur Flugzeit sehr kurz ist. Natürlich gibt es auch mal Wetterlagen, bei denen es den ganzen Flug über wackeln kann, das ist aber superselten.

Letztens habe ich ein Video von einem vermeintlichen „Horrorflug" gesehen, in dem das Flugzeug stark wackelte und viele Menschen panisch geschrien haben. Nachrichten wie „Was soll ich da machen?" erreichen mich auf solche Videos hin tagtäglich.

Warum erzähle ich dir das? Weil da ein ganz wichtiger Punkt drinsteckt: Lass dich nicht von der Angst der anderen verunsichern, denn eine Gefahr besteht trotzdem nicht. Leider sind Angst und Panik wie ein sich schnell ausbreitender Virus, wie uns das Phänomen der Massenpanik zeigt. Oft gibt es dafür zwei Ursachen: Zum einen die gefühlte Gefahr (die bei Turbulenzen nicht existiert) und zum anderen das Fehlen von Informationen über die Ursache, Dauer und Intensität, woraus ein Gefühl des Ausgeliefertseins entsteht. Damit dir vor allem der zweite Aspekt nicht zu schaffen machen muss, möchte ich dich zu einem kleinen Ausflug in die Physik einladen – ohne komplizierte, trockene Formeln, versprochen!

EXKURS: WAS TURBULENZEN WIRKLICH SIND UND WIE SIE ENTSTEHEN

Turbulenzen sind im Grunde nur Windbewegungen. Wodurch sie überhaupt entstehen und welche verschiedenen Typen es gibt, erfährst du auf den nächsten Seiten. Los geht's!

THERMIK

Beginnen wir mit den Aufwinden beziehungsweise der Thermik, die wir gerade an heißen Tagen erleben. Manche Materialien oder Stoffe erhitzen schneller durch die Sonne als andere. Zum Beispiel würden wir an heißen Tagen nicht barfuß über eine heiße Asphaltstraße laufen, hätten aber im Freibad kein Problem damit, barfuß über die Liegewiese zu schlendern. Über diesen Untergründen erhitzt sich auch die Luft unterschiedlich stark.

Das bedeutet wiederum, sie steigt über diesen verschiedenen Böden unterschiedlich schnell auf. Wenn wir jetzt mit dem Flugzeug im Anflug sind und über Wälder, Seen oder Straßen fliegen, dann kann es sich so anfühlen, als würde jemand von unten drücken – und je nach Untergrund unterschiedlich stark. Gerade an sehr sonnigen Tagen müssen wir Piloten diese Thermik ausgleichen, weil wir ein festgelegtes Anflugprofil haben und uns innerhalb dieser Toleranzen bewegen müssen. Ansonsten müssten wir durchstarten.

Wenn wir im Anflug Wälder überqueren, kann es sein, dass wir die Thermik kaum ausgleichen müssen. Fliegen wir kurz darauf jedoch über ein

Industriegebiet mit vielen Asphaltstraßen, dann kann es passieren, dass wir durch die Aufwinde hochgedrückt werden und dementsprechend dagegenhalten müssen. Bei starker Thermik fühlt sich das manchmal tatsächlich wie in einem Aufzug an. Wir Piloten und Pilotinnen kennen das aber schon seit der Flugschule und fliegen daher ganz normal unser Anflugprofil ab, während wir immer wieder gegen diese Aufwinde steuern. Turbulenzen aufgrund von Thermik treten nur in Bodennähe auf. Diese Aufwinde sind vollkommen normal und kein Problem, es kann sich im ersten Moment nur ungewohnt anfühlen.

Um das Ganze bildlicher zu machen, hier ein Beispiel aus dem Alltag: Du kennst bestimmt die Weihnachtspyramiden mit den Kerzen, auf denen oben ein kleines Windrad steckt. Diese Pyramiden fangen an, sich zu drehen, wenn man die Kerzen anzündet – das ist im Grunde derselbe Effekt: Warme Luft steigt auf und treibt das Windrad an. Wäre das Rad weit oben, zum Beispiel an der Decke, würde die Wärme der Kerze nicht mehr ausreichen und es würde still stehen. Daher gibt es die Thermik fast ausschließlich beim An- und Abflug.

Das ganze Phänomen ist auch abhängig vom Sonnenstand und den Wolken. Diese erzeugen Abschattungen und beeinflussen damit die Sonneneinstrahlung und Erwärmung des Bodens. Allein deshalb hat man nicht immer an derselben Stelle im Anflug mit der Thermik zu tun. Als Pilotin merkt man das jeweils deutlich, weil man das Gefühl hat, der Flieger will wieder steigen.

Übrigens benutzen viele Vögel und auch Segelflieger diese Thermik, um an Höhe zu gewinnen. Daher wirst du Vögel sehen, die immer und immer wieder im Kreis fliegen, weil an genau dieser Stelle die Thermik besonders stark ist.

💡 Ein beeindruckendes Beispiel für die Wirkung der Thermik ist folgender Rekord: Die längste Strecke, die ein Segelflugzeug zurückgelegt hat, ist über 3000 Kilometer lang, das ist etwa die Entfernung von Frankfurt nach Kairo. Und das ohne Motor, nur durchs Gleiten dank der thermischen Energie.

KONVEKTION

Die Konvektion ist ein weiteres wichtiges Phänomen, das für Turbulenzen verantwortlich sein kann. Große feuchte Luftmassen steigen auf und kondensieren zu Wolken. Dabei ist viel Bewegung im gesamten Flugraum sowie besonders inner- und unterhalb der Wolken. Dort kann es dann immer mal etwas wackeln. Diese sogenannten Cumuluswolken sind nicht zu verwechseln mit großflächigen geschlossenen Wolkendecken, denn da ist in der Regel kaum thermische Energie vorhanden – daher erlebt man beim Durchfliegen solcher Wolken selten Turbulenzen.

Des Weiteren gibt es Gewitterzellen beziehungsweise Gewitterwolken mit dem schönen Namen Cumulonimbus. Diese sind oft sehr groß und sehen aus wie Türme, oder sie sind oben abgeflacht und erscheinen wie ein Amboss, manchmal auch wie ein überdimensionaler Pilz. In solchen Wolken herrschen sehr starke thermische Winde, sodass wir sie *immer* umfliegen! Es gibt keine Ausnahmen, auch wenn du vielleicht mal etwas anderes gehört, gelesen oder wahrgenommen hast.

Nichts und niemand könnte mich dazu bringen, da durchzufliegen. Wir erkennen diese Wolken gut mit unserem Wetterradar und sie sind tagsüber oder bei Vollmond auch mit bloßem Auge aus großer Entfernung zu sehen. Wenn sich dann noch Blitze entladen, ist das Ganze mehr als eindeutig. Wir fliegen ausnahmslos daran vorbei und du als Fluggast erkennst das oft daran, dass du diese Gewitterzellen vom Fenster aus sehen kannst. Der Merksatz wäre hier also:

Wenn du sie sehen kannst, ist das gut – denn das kannst du nur, wenn wir drumherum fliegen. Dabei besteht keine Gefahr, denn diese Gewitterwolken bewegen sich relativ langsam im Vergleich zu unseren hohen Fluggeschwindigkeiten.

Das Naturspektakel kannst du also aus sicherer Entfernung genießen. Manchmal kommt es zu sogenannten Gewitterlinien: Die Gewitter stehen dann in einer langen Linie oft entlang einer Kaltfront. Begleitet wird dies von Turbulenzen in deren Nähe. Diese werden in der Regel ebenfalls weiträumig umflogen. Oder wir durchqueren eine Lücke, wenn sich eine auftut, die groß und sicher genug ist.

💡 Ähnlich ist es in der ITC, der Innertropischen Konvergenzzone, die sich in der Nähe des Äquators befindet. Die ITC ist großflächiger und die Entstehung ist anders als bei eine Gewitterlinie, aber für uns Piloten ist das Handling ähnlich: Wir umfliegen alle Gewitterzellen und in deren Nähe kann es dabei wackeln. Meine persönliche Erfahrung ist allerdings, dass die ITC deutlich besser ist als ihr Ruf, sprich: Ich hatte dort bislang selten Turbulenzen und noch seltener stärkere.

MOUNTAIN WAVES

Eine andere Form von Turbulenzen entsteht durch sogenannte orographische Winde. Das sind Winde, die durch Geländeformen wie zum Beispiel Gebirge beeinflusst werden. Dabei entstehen oft sogenannte Mountain Waves (Gebirgswellen), ähnlich wie Wellen in einem Flussbett. In diesen Windwellen kann es naturgemäß wackeln, weil es immer wieder hoch und runter geht. Das kannst du dir vorstellen wie beim Seegang. Dabei entstehen oft lentikulare (linsenförmige) Wolken, die manchmal aussehen wie hypermoderne Raumschiffe. Dies ist oft ein

Anzeichen dafür, dass es in der Nähe eines Gebirges wackeln könnte. Sobald man die Berge aber hinter beziehungsweise unter sich gelassen hat, wird es wieder ruhiger.

CAT

Die sogenannte CAT – Clear Air Turbulence (Klarluftturbulenz) – ist, wie der Name bereits andeutet, nicht mit bloßem Auge zu erkennen. Diese Turbulenzen treten häufig im Zusammenhang mit Jets auf. Jets sind starke schmale Windströme, die es in großen Höhen gibt. Oft verlaufen sie von West nach Ost aufgrund der Corioliskraft, der Erdrotation. Daher sind die Hinflüge von Europa in die USA länger als die Rückflüge bei ähnlicher Streckenlänge. Diese Jets gilt es natürlich zu nutzen, wenn man Richtung Osten fliegt, da sie bis zu 400 Stundenkilometer schnell sein und dadurch die Flugzeit erheblich reduzieren können. Das spart viel Kerosin und weitere Kosten. In der Gegenrichtung versucht man, wo möglich, diese Jets zu meiden. Wir bekommen entsprechende Wetterkarten, auf denen solche Jets inklusive CAT-Bereichen eingezeichnet sind. Da sie nicht gerade verlaufen, sondern oft wellenförmig sind, gibt es jedoch kaum Langstreckenflüge, auf denen sich Jets komplett umfliegen lassen. Meine Erfahrung ist aber, dass es am Ende oft weniger wackelt als befürchtet.

WIRBELSCHLEPPEN

Als Nächstes gibt es die sogenannten Wirbelschleppen. Sie entstehen, sobald ein Flieger in der Luft ist, an den Flügelspitzen als spiralförmige Wirbel, die sich nach hinten ausbreiten und immer größer werden. Dabei verlieren sie Stück für Stück an Energie, sodass sie nach einer gewissen Zeit hinsichtlich Turbulenzen keine Rolle mehr spielen. Du kannst dir das ein bisschen so vorstellen wie ein Schiff, das auf dem Meer fährt und hinter sich Heckwellen erzeugt. Je größer und schwerer das Schiff ist, desto stärker sind die Wellen dahinter. Wenn der Abstand groß genug ist, bekommt das nächste Schiff gar nichts mehr mit.

In der Fliegerei ist es ähnlich, daher gibt es Mindestabstände zwischen startenden oder landenden Flugzeugen, je nach Gewichtskategorie. Es kann gelegentlich passieren, dass man im Anflug die letzten Ausläufer der Wirbelschleppe eines vorausfliegendes Flugzeugs abbekommt und dann als Pilot gegensteuern muss. Das Ganze passiert selten und ist ein bisschen von der Windsituation und den jeweiligen Flugzeuggrößen abhängig. Im Reiseflug sind die Abstände generell größer, sodass Wirbelschleppen in großen Flughöhen normalerweise keine Rolle spielen.

Nicht nur wir Pilotinnen und Piloten haben da ein Auge drauf, sondern vor allem auch die Fluglotsen und -lotsinnen. Das ist übrigens einer der häufigsten Gründe für ein Durchstartemanöver: wenn der Abstand zwischen zwei Flugzeugen nicht passt, man ihn sicherheitshalber vergrößert und den einen Flieger durchstarten lässt. Der große Vorteil ist, dass man damit sehr schnell den möglichen Einflussbereich der Wirbelschleppen verlässt. Notwendig ist das selten, dennoch ist auch das für uns ein ganz normales Verfahren.

STÜRME UND BÖEN

Zu guter Letzt gibt es die gewöhnlichen Winde am Boden, die zu Turbulenzen führen können. Dabei sind oft die schnellen Windänderungen dafür verantwortlich. Wir erleben sie jedes Jahr in Europa in der Frühlings- und Herbstsaison.

Vielleicht kennst du das Gefühl, wenn man auf der Autobahn einen großen LKW überholt, womöglich noch auf einer Brücke mit viel Seitenwind. In dem Moment, in dem man an dem LKW vorbeizieht und aus dem Windschatten des großen Fahrzeugs kommt, hat man das Gefühl, als würde der Wind das Auto zur Seite drücken. Beim Fliegen erleben wir so etwas vor allem bei Stürmen. Windrichtung und -geschwindigkeit können sich sekündlich ändern und als Pilot oder Pilotin muss man mit den Rudern gegensteuern und auch den Schub anpassen, damit man nicht zu schnell oder zu langsam wird. Da sind wir natürlich etwas mehr gefordert als bei einer windstillen und sonnigen Wetterlage. Aber auch das trainieren wir regelmäßig. Da uns die Herbst- und Frühjahrsstürme jedes Jahr begrüßen, sind sie keine Überraschung.

Als Langstreckenpilot kennt man natürlich die regionalen Wetterphänomene und plant entsprechend. Im Winter kann es schneien und auch mal Blizzards geben, im Frühjahr und Herbst kommt es zu Stürmen oder Nebellagen, im Sommer haben wir es häufiger mit Hitzegewittern zu tun. All das ist für uns vollkommen normal und einem Flugzeug kann das erst recht nichts anhaben: Es trotzt sowohl 40 Grad Celsius in der Wüste als auch - 30 Grad Celsius im tiefsten Winter. Im Reiseflug haben wir sogar gerne mal - 60 Grad Celsius. Doch das alles wird beim Flugzeugbau berücksichtigt, genau wie die verschiedenen Arten von Turbulenzen, die du in diesem Abschnitt kennengelernt hast.

Hier ein kleiner Merksatz für dich, falls Turbulenzen dir beim nächsten Flug Sorgen bereiten:

Das Flugzeug hält den stärksten Turbulenzen stand und ist eine fliegende Festung in Form eines Eierkartons, der sicher durch den Wackelpudding fliegt.

STRÖMUNGSABRISS

Viele Menschen mit Flugangst fürchten sich vor dem sogenannten Strömungsabriss, englisch als „Stall“ bezeichnet, wissen aber nicht genau, was das eigentlich ist. Daher möchte ich dir hier erläutern, was es damit auf sich hat (ohne zu tief in die Details der Aerodynamik einzusteigen) – und viel wichtiger: Warum ein Stall höchst unwahrscheinlich ist und wir Piloten trotzdem gut für den Ernstfall gerüstet sind.

WIE EIN STALL FUNKTIONIERT

Vielleicht hast du noch die Erklärung des Auftriebs im Hinterkopf, durch den ein Flugzeug überhaupt erst fliegen kann (schau sonst gern noch mal ab Seite 41 nach). Kurz gesagt: Die Luft gleitet über und unter den Flügeln entlang, oben schneller als unten. Somit entsteht ein Druckunterschied und das Flugzeug wird nach oben gedrückt – der sogenannte Auftrieb.

Sollte nun an irgendeiner Stelle während des Fluges der Anstellwinkel (das ist der Winkel zwischen dem Flügel und der anströmenden Luft) zu steil sein, würde der Auftrieb geringer werden. Die Luft, die den Flügel umströmt, kommt dann nämlich nicht mehr bis zur hinteren Flügelkante, sondern löst sich schon vorher. Das ist dann der berühmte Strömungsabriss. Dabei würde die Grenze, an der sich die Strömung ablöst, weiter nach vorne wandern, je steiler der Anstellwinkel ist. Gleichzeitig würde die Geschwindigkeit sinken, ähnlich wie wenn du mit dem Fahrrad einen Berg hinauffährst und es immer steiler und steiler wird.

Sollte es zu einem Stall kommen, würden die Stall-Warnings im Flugzeug anspringen und uns davor warnen. Das sind je nach Flugzeugtyp akustische Signale, bei manchen gibt es auch Vibrationen am Lenker, um auf den Strömungsabriss hinzuweisen. Bei Airbus-Flugzeugen warnt uns eine Stimme mit den Worten: „Stall, Stall, Stall …“ Aber: Das Flugzeug fliegt dennoch weiter, da immer noch Auftrieb erzeugt wird. Erst wenn die Linie mit dem Strömungsabriss nach vorne wandert, kommt irgendwann der Punkt, an dem der Auftrieb nicht mehr größer ist als die Schwerkraft und das Flugzeug sinken beziehungsweise schlussendlich fallen würde.

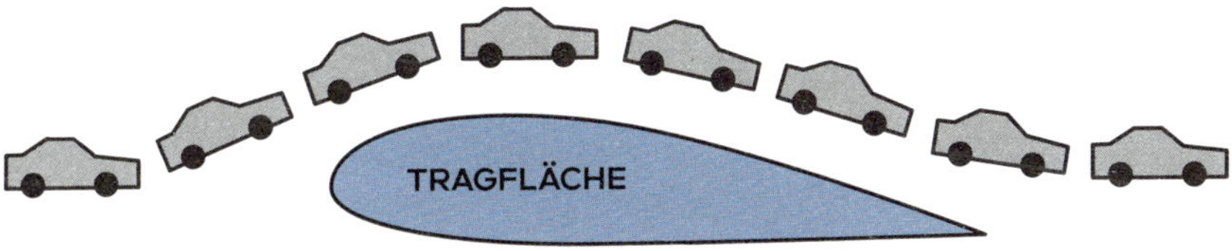

NIEDRIGER ANSTELLWINKEL

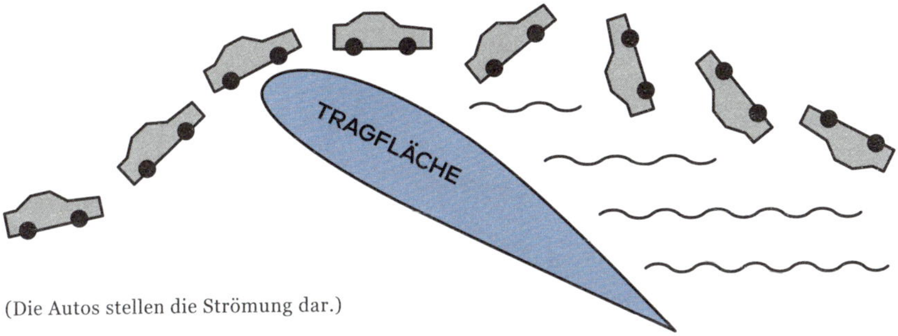

(Die Autos stellen die Strömung dar.)

KRITISCHER ANSTELLWINKEL

WARUM EIN STALL UNWAHRSCHEINLICH IST

Hier kommt die nächste Scheibe im Schweizer-Käse-Modell ins Spiel: Die meisten Flugzeuge sind so konzipiert und von ihrer Struktur so designt, dass bei einem voll entwickelten Stall automatisch die Flugzeugnase fällt und somit der Anstellwinkel reduziert wird. Dadurch kehrt die Strömung zurück und das Flugzeug würde wieder aerodynamisch fliegen.

So ein Stall passiert natürlich nicht einfach so. Wir Piloten und Pilotinnen wissen genau, welcher Anstellwinkel zu welcher Flugphase und Geschwindigkeit gehört. Wir haben unsere Instrumente und beobachten sie sehr genau. Dennoch trainieren wir die sogenannte Stall Recovery – das Rausfliegen aus einem Stall – seit der Flugschule, um für den Fall der Fälle vorbereitet zu sein. Auch heute noch wird das regelmäßig im

Simulator geübt, sodass jeder Pilot es im Schlaf beherrscht. Das Ganze ist also einer der Fehler, die theoretisch möglich, aber sehr unwahrscheinlich sind. Und dennoch sind wir Pilotinnen und Piloten bestens darauf vorbereitet, ähnlich wie bei einem Triebwerksausfall.

Ein Kollege meinte mal zu mir, dass wir optimistische Berufspessimisten sind. Wir gehen vom schlimmsten Fall aus, trainieren unsere gesamte Laufbahn für schwerwiegende Fehler – und hoffen bei jedem Flug auf das Beste. Ganz nach dem Motto: *Expect the worst and hope for the best*. Zum Glück müssen wir nicht nur hoffen, denn wir wissen, dass unsere Vorbereitung für den Ernstfall top und die Fliegerei sehr sicher ist.

GEWITTER, BLITZE UND STÜRME

Immer wenn die Meteorologinnen ein schlimmes Gewitter oder einen Sturm ankündigen, bekomme ich viele Nachrichten mit der Frage, ob das denn sicher ist. Wie du mittlerweile weißt, umfliegen wir Gewitter beziehungsweise Gewitterzellen immer. Dennoch kann ein Flugzeug dabei vom Blitz getroffen werden. Da das Flugzeug aber ein faradayscher Käfig ist, wird die elektrische Ladung umgeleitet, sodass die Fluggäste geschützt sind, wie beim Auto auch. Die Bordelektronik ist ebenfalls entsprechend abgesichert und alle wichtigen Systeme verfügen über Redundanzen (siehe Seite 46). Selbst wenn der unwahrscheinliche Fall eintritt, dass zum Beispiel alle Generatoren versagen, hätten wir zudem noch Batterien, um das Flugzeug mit Strom zu versorgen.

WENN DER BLITZ EINSCHLÄGT

Als Passagierin oder Passagier kann man den Blitzschlag je nach Ein- und Austrittsstelle als helles Aufleuchten und eventuell lauten Knall wahrnehmen. Die Kraftstofftanks sind entsprechend geschützt, damit Funken den Treibstoff nicht entzünden können. Die neueste Generation an Flugzeugen besteht aus Carbonfasern, die nicht so gut leiten, daher ist extra eine metallische Schicht eingearbeitet, die im Fall eines Blitzschlags die elektrische Ladung umleitet.

Nach einem Blitzschlag erfolgt eine kurze Inspektion und man sucht die Eintrittsstelle, die sich in der Regel vorne befindet (Flugzeugnase oder vordere Flügelkante), und dann die Austrittsstelle, die sich in der Regel hinten befindet (Heck oder hintere Flügelkante).

> Überraschenderweise passiert das Ganze statistisch gesehen recht häufig: Man geht davon aus, dass ein Flugzeug circa ein Mal im Jahr einen Blitzschlag erleidet.

Schau doch bei deinem nächsten Flug mal, ob du die sogenannten Static Dischargers an den hinteren Flügelkanten entdeckst. Die sehen aus wie nach hinten gerichtete Miniantennen und sind dafür da, die elektrische Ladung abzugeben, die durch die Reibung mit der Luft entsteht. Oft sind dort die Austrittsstellen – oder die Antennen fallen komplett dem Blitzschlag zum Opfer. Zum Glück haben wir davon jede Menge. Sollte eine durch einen Blitzschlag verbrannt sein, gibt es noch reichlich weitere Static Dischargers.

MAẞNAHMEN BEI GEWITTERN UND STÜRMEN

Generell sind durch solche Wetterlagen die betrieblichen Abläufe erschwert. Zum Beispiel wird an vielen Flughäfen bei Gewittern am Platz oder in der Nähe die komplette Bodenabfertigung eingestellt. Manchmal ist es schwierig, das den Gästen zu vermitteln, wenn am Flughafen zum Beispiel die Sonne scheint, aber einen Kilometer weiter ein Gewitter tobt. Die Lade-Crew muss sich dann trotz Sonnenschein vor Ort vor möglichen Blitzschlägen schützen und bleibt im Gebäude.

Auch für die Fluglotsen und -lotsinnen ist der Normalbetrieb in so einer Situation gestört. Da alle Gewitterzellen umflogen werden, können mitunter die normalen Flugstraßen und die An- sowie Abflugrouten nicht oder nur abschnittsweise benutzt werden. Dann gilt es, das Verkehrsaufkommen zu drosseln. Dazu schickt man den anfliegenden Flugverkehr in Warteschleifen.

Wenn die Wettervorhersage eine solche Situation schon vermuten lässt, werden die Flüge bereits am Boden reguliert, indem man ihnen einen Slot zuteilt, ein festgelegtes Zeitfenster für den Start. Vorher darf man dann nicht die Triebwerke anlassen. Damit soll verhindert werden, dass sich zu viele Flugzeuge in einer Warteschleife am Zielflughafen stauen. Manchmal wird ein Flughafen auch wegen Gewittern, Winden, Nebel oder Schneeräumung erst mal eine Zeit lang gesperrt, sodass gar kein Flugzeug landen oder starten kann.

Unterwegs können Lufträume eingeschränkt oder gesperrt werden, wenn sich dort Gewitter befinden. Wir Piloten müssen diese Bereiche dann umfliegen, wodurch benachbarte Lufträume stärker genutzt werden. Das kann dazu führen, dass weniger Flugzeuge diese Routen gleichzeitig nutzen und dass es in der Folge bei vielen Flügen zu Verspätungen kommen kann.

Mit den Dienstzeiten der Crew kann es durch solche Verzögerungen ebenfalls zu Schwierigkeiten kommen. Wie lange darf die Crew noch fliegen? Kommt sie mit dieser Verspätung überhaupt noch zurück oder muss sie woanders übernachten? Kann der Flug überhaupt mit der Crew starten oder würde die Verspätung die maximal erlaubte Dienstzeit sprengen? Diese und viele weitere Fragen spielen bei der Bewältigung des Ganzen eine wichtige Rolle.

Du siehst, solche Wetterlagen ziehen allerhand signifikante Folgen nach sich. Aber auch bei Gewittern ist das Fliegen sicher. Die ganzen Verzögerungen, Umleitungen und Einschränkungen mögen nervig sein, aber sie sind da, um eines sicherzustellen: Dass du und alle anderen sicher ans Ziel kommen.

IST ES FÜR PILOTEN SCHWIERIG, BEI GEWITTERN UND STÜRMEN ZU FLIEGEN?

Rein fliegerisch sind Gewitter tatsächlich relativ einfach zu handhaben. Wir fliegen standardmäßig daran vorbei und wenn sie in der Nähe des Flugplatzes wüten, geht es in die Warteschleife, bis wir landen können. Hier kommt der Faktor Zeit ins Spiel, sprich: Wie viel Kerosin haben wir noch im Tank? Da wir die Tankmenge vorab genau kalkulieren, wissen wir immer, ab wann wir doch den Ausweichflughafen ansteuern müssen. Eventuell müssen wir auch ein oder zwei Durchstartemanöver einkalkulieren, weil es die Windbedingungen vorschreiben.

WINDLIMITS, AQUAPLANUNG UND CO.

Bei Stürmen gibt es Limits vom Flugzeughersteller für den Wind von der Seite und von hinten, die nicht überschritten werden dürfen. Sollte der Tower uns bei der Landung einen Wind nennen, der diesen Grenzwert übersteigt, müssen wir durchstarten. Hier kommen die Kopfrechenfähigkeiten der Piloten und Pilotinnen ins Spiel: Mithilfe von Faustformeln und Winkelberechnung müssen wir nämlich überprüfen, ob der Wind das jeweilige Limit tatsächlich übersteigt.

Sollte die Sicht so schlecht sein, zum Beispiel bei Starkregen, dass wir die Bahn am vorgeschriebenen Punkt des Anflugverfahrens nicht sehen, müssen wir ebenfalls durchstarten. Und wenn der Tower uns sagt, dass wir aufgrund von Regen mit Aquaplaning rechnen müssen, gilt es zu überprüfen, ob die Landebahn für den erwartbaren Bremsweg noch ausreicht. In der Regel haben wir diesen Fall schon vor dem Anflug berechnet.

All das sind extreme Beispiele, aber an sich für uns Piloten und Pilotinnen normal. Auch hierfür trainieren wir regelmäßig und besprechen derlei Szenarien vor jedem Anflug. Diese Abläufe sind mittlerweile so standardisiert, dass selbst anspruchsvolle Wetterlagen fliegerisch gut abzuarbeiten sind.

FLIEGEN ÜBER KRISEN- UND KRIEGSGEBIETEN

Leider gibt es aktuell immer mehr Krisen- und Kriegsgebiete. Das ist vor allem für die Menschen dort schrecklich – und tatsächlich schränkt uns das auch in der Fliegerei ein. Viele Lufträume und teils komplette Länder sind für den Überflug gesperrt. Manchmal gibt es zum Beispiel auch Beschränkungen, die das Passieren des Luftraums nur in einer gewissen Mindestflughöhe gestatten. Behörden und auch die Airlines selbst können natürlich bestimmen, ob ein Überflug rechtens und sicher ist. Nicht wenige Airlines haben dafür eine eigene Sicherheitsabteilung, die sich um die Risikoeinschätzung kümmert. Diese Abteilung steht üblicherweise in Verbindung mit anderen Airlines und Behörden sowie Kollegen vor Ort, um eine möglichst genaue Risikoanalyse vornehmen zu können.

Dabei spielen sowohl die Sicherheit eine Rolle als auch politische Gründe. War es zu Beginn meiner Flugkarriere ein seltenes Ereignis, dass der Luftraum eines kompletten Landes tabu war, ist es mittlerweile leider Alltag. Unsere Kolleginnen und Kollegen von der Flugplanung müssen sehr vieles beachten und genau vorgehen, damit wir nur in sichere und legale Lufträume einfliegen.

Wie so oft in der Fliegerei wird bei zweifelhaften Situationen lieber defensiv agiert, das heißt, man meidet die fraglichen Regionen. Ich habe großes Vertrauen in die Arbeit der Kolleginnen und Kollegen aus der Sicherheitsabteilung – und sollten doch mal Zweifel oder Bedenken aufkommen, könnte man den Flug umplanen oder sogar davon zurücktreten, falls der Zielflughafen selbst in einem Krisen- oder Kriegsgebiet liegt.

Es kann übrigens passieren, dass wir als Airline von der Regierung beauftragt werden, Bürgerinnen und Bürger aus bestimmten Krisengebieten zurückzuholen, was zum Beispiel zu Beginn der Coronakrise der Fall war.

Du als Passagierin oder Passagier kannst dir auf jeden Fall sicher sein, dass gefährliche Gebiete umflogen oder in einer sicheren Flughöhe überquert werden.

MEDIZINISCHE NOTFÄLLE AN BORD

Medizinische Notfälle, auch als Medicals bezeichnet, kommen an Bord immer wieder vor. Das können Panikattacken sein, die in der Regel wenig medizinische Betreuung benötigen, da der Körper diesen Zustand eigenständig wieder runterfährt. Es können aber auch Herzinfarkte, Magenprobleme oder Atembeschwerden auftreten.

Da der Flugverkehr weltweit zugenommen hat und die Passagiere und Passagierinnen im Durchschnitt immer älter werden, nehmen statistisch gesehen auch die medizinischen Notfälle zu. Selbstverständlich bedenken wir das in der Fliegerei und bereiten uns vor.

MEDIZINISCHE AUSSTATTUNG UND GESCHULTES PERSONAL

An Bord befinden sich immer Erste-Hilfe-Koffer und Sauerstoffflaschen. Darüber hinaus gibt es seitens vieler Airlines und Länder die Pflicht, auch einen Defibrillator und ein Doctor's Kit mitzuführen. Dieser Koffer wird nur medizinischem Fachpersonal zur Verfügung gestellt und enthält Medikamente, Infusionen, Spritzen und weitere medizinische Geräte für diverse Notfälle.

Außerdem ist die komplette Flugbesatzung in Erster Hilfe geschult und bekommt regelmäßige Trainings zur Auffrischung. Ein Trainer in einer dieser Schulungen meinte mal, dass es wohl keinen besseren Ort gibt als das Flugzeug (vielleicht abgesehen vom Krankenhaus), um einen medizinischen Notfall zu erleiden: In der Regel wird er zeitnah erkannt, das Personal ist fachlich geschult und hat das notwendige Equipment im Zugriff. Des Weiteren kann man in vielen Fällen rasch ein Krankenhaus ansteuern, in dem man weitere Hilfe bekommt.

In Europa und den USA gibt es alle paar Minuten einen Flughafen, auf dem man zwischenlanden kann. Auf der Langstrecke kann es etwas länger dauern, aber genau deshalb sind wir an Bord so gut ausgestattet. Viele Airlines haben auch ein Satellitentelefon oder Internet an Bord, um einen Arzt oder eine Ärztin zu konsultieren. Dafür gibt es eine spezielle medizinische Hotline, die sich auf Notfälle in der Luft spezialisiert hat. In Zukunft wird es wohl sogar möglich sein, Echtzeitdaten mit der Ärztin oder dem Arzt zu teilen, zum Beispiel die Messdaten eines Defibrillators. Ein weiterer Pluspunkt dieser Hotline ist, dass deren Personal oft mehr Daten darüber hat, welche medizinischen Einrichtungen in der Nähe zur Verfügung stehen. So erfahren wir also, ob es sinnvoll ist, den nächstgelegenen Flughafen anzusteuern, oder ob wir lieber zu einem Flugplatz weiterfliegen, wo es ein passendes Krankenhaus gibt.

„IST EINE ÄRZTIN/EIN ARZT AN BORD?"

Bestimmt kennst du die klischeehaften Szenen aus Filmen und Serien: Per Durchsage fragt die Flugbegleiterin, ob sich ein Arzt an Bord befindet. Es gibt einen medizinischen Notfall! Doch ein bisschen was ist dran: Statistisch gesehen ist die Wahrscheinlichkeit hoch, dass sich tatsächlich ein Arzt oder eine Ärztin unter den Fluggästen befindet.

> 💡 Übrigens gab es schon mehrere dokumentierte Fälle, bei denen jemand einen Infarkt an Bord erlitt und sich auf die Frage nach dem medizinischen Fachpersonal gleich mehrere Kardiologen meldeten, die auf dem Weg zu einem Kardiologenkongress waren. Da bewahrheitet sich die Aussage des Erste-Hilfe-Trainers: Wenn wirklich etwas passiert, dann am besten an Bord eines Flugzeugs.

Die Kolleginnen und Kollegen aus der Kabine haben festgelegte Verfahren, wie sie mit einem medizinischen Notfall umgehen. Auch wir im

Cockpit haben eine Checkliste, die wir dann Zeile für Zeile abarbeiten. Wenn wir länger unterwegs sind, kennen wir natürlich die nächsten möglichen Flughäfen für eine Zwischenlandung sowie die aktuelle Wettersituation. Fliegerisch stellt das kein Problem dar – das Operationelle ist der eigentliche Schwerpunkt: Dürfen wir mit unserer Flugzeuggröße dort landen? Gibt es dort überhaupt medizinische Betreuung? Wie sieht es mit der Tankversorgung aus? Und so weiter.

ABER WAS, WENN EINE PILOTIN/EIN PILOT AUSFÄLLT?

Natürlich ist auch diese Situation nicht ausgeschlossen. Der verbliebene Pilot kann das Flugzeug aber auch alleine fliegen und handeln, obwohl im Cockpit zwei Plätze vorgesehen sind. Auf der Kurzstrecke hat man in Europa viele Möglichkeiten zum Zwischenlanden. Auf der Langstrecke sind wir oft zu dritt oder zu viert und würden so eine Situation mit den verbliebenen Piloten oder Pilotinnen kompensieren. Was dann sinnvoller ist, hängt von der jeweiligen Situation ab: zurückfliegen, weiterfliegen oder zwischenlanden.

Wir trainieren im Simulator zudem den ungünstigsten Fall, dass einer bewusstlos wird, und das sogar in kritischen Flugphasen wie Start oder Anflug. Unsere Call-outs (siehe Seite 35) dienen hier auch der Überprüfung, ob der oder die andere noch bei Bewusstsein ist. Sollte keine Antwort erfolgen, muss man selbst übernehmen.

BILLIG-AIRLINES

Gegen Ende dieses Kapitels wenden wir uns nun noch einem ganz anderen Thema zu: der Wahl der Airline. Sind Billig-Airlines überhaupt sicher? Diese Frage stellen sich viele – und zwar paradoxerweise häufig erst, nachdem sie gebucht haben.

Warum billig nicht gleich unsicher ist und warum es sich dennoch lohnt „premium" zu fliegen, erkläre ich dir in diesem Abschnitt.

FÜR ALLE GLEICH: SICHERHEITSSTANDARDS

Zunächst einmal weißt du ja bereits, dass die Flugzeughersteller jede Menge Tests durchlaufen müssen, um überhaupt eine Zulassung zu bekommen. Genauso sieht es bei der Ausbildung der Crews aus, sowohl im Cockpit als auch in der Kabine. Das sind unumgängliche Gesetze und Regeln. Jede Airline weltweit hat sich an die Regeln der ICAO zu halten, wie wir bereits in Kapitel 4 gesehen haben.

In Europa haben wir sogar eine Art Black List mit Airlines, die nicht nach Europa einfliegen dürfen, da sie eine unzureichende Sicherheitsaufsicht haben oder individuelle Sicherheitsmängel. Teils stehen da einzelne Airlines drauf, teils sogar alle aus einem bestimmten Land. Manche bekommen auch Auflagen, wie zum Beispiel, dass sie nur mit bestimmten Flugzeugtypen in die EU einfliegen dürfen.

Manchmal kommt es vor, dass du eine bestimmte Airline buchst und eine andere dann den Flug in deren Namen übernimmt. Vielleicht verunsichert dich das, weil du diese Airline nicht kennst. Das spielt hinsichtlich der Sicherheit jedoch keine Rolle, da sie sich alle ausnahmslos an allgemein gültige Gesetze und Standards halten müssen und diese natürlich immer wieder überprüft werden.

Für viele Menschen mit Flugangst ist eine unbekannte Airline eher keine Hilfe, um mehr Vertrauen zum Fliegen zu fassen. Wir Menschen vertrauen gern den Abläufen und Personen, die wir schon kennen. Oft werde ich gefragt, was ich von der Airline So-und-so halte, und meine Antwort ist oft dieselbe: Ich kenne nicht alle und kann mir auch selten ein Urteil erlauben. Aber ich weiß, dass sich alle an die ICAO-Standards halten müssen. Und genau das macht das Fliegen so sicher – über Ländergrenzen hinweg auf der gesamten Erdkugel.

Ich selber versuche immer erst mal, mit meiner eignen Airline ans Ziel zu kommen. Aber vor Ort setze ich mich auch ohne Bedenken in die Flugzeuge anderer Airlines. Ich war sogar schon mit welchen unterwegs, die auf der Black List standen. Eine kam aus Nepal. Es war ein Sightseeing-Flug zum Mount Everest, bei dem nur Fenstersitze angeboten wurden. Beim Hinflug konnte man von der einen Seite das Himalaya-Gebirge beobachten und die Fluggäste auf der anderen Seite durften vor ins Cockpit, wo einer der Piloten vieles erklärt hat. Der Zugang zum Cockpit ist seit dem Terroranschlag von 9/11 stark eingeschränkt, sodass dies ein offensichtlicher Verstoß gegen die ICAO-Regeln war.

Nur wenn du tatsächlich einen Flieger besteigst, die auf der Black List stehen, sähe die Sache etwas anders aus. Alle Flüge aus und nach Europa müssen die Vorschriften und Standards erfüllen. Und daran haben die Airlines selbst großes Interesse, denn auf der Black List zu landen, würde ihre Geschäftsgrundlage gefährden. Daher musst du dir beim Thema Sicherheit bei unbekannten (Billig-)Airlines keine Sorgen machen.

WARUM BILLIG-AIRLINES TROTZDEM SO GÜNSTIG SIND

Kleiner Spoileralarm: Sie sind in der Gesamtbetrachtung oft nicht viel günstiger als die renommierten Airlines. Die meisten Billiganbieter operieren mit einer einheitlichen Kurz- und Mittelstreckenflotte, oft vom Typ Boeing 737 oder Airbus 320. Sie bedienen die Strecken in der Regel ohne Umsteigeverkehr, was die Komplexität und damit auch viele Kosten reduziert. Die Airlines sind oft an Flughäfen zu finden, an denen sie wenig bis keine Abfertigungskosten haben – möglich ist das oft durch EU-Subventionen, mit denen die regionalen Airports am Leben gehalten werden. Manchmal bekommen die Billig-Airlines sogar bessere Kondition vom Flughafen als die Premiumanbieter für dieselben Dienstleistungen.

Außerdem sind die meisten Billig-Airlines sehr schlank in der Administration aufgestellt und sparen sich so weitere Kosten. Viele, aber nicht alle, zahlen ihren Angestellten weniger Gehalt und bei den Arbeitszeiten orientiert man sich nahe am gesetzlichen Maximum.

WAS PREMIUM-AIRLINES ANDERS MACHEN

Worin sich die Premium-Airlines von den Billig-Airlines hinsichtlich der Sicherheit abheben, ist, dass Erstere noch mehr investieren können und teilweise müssen, weil sie komplexere Strukturen haben. Zum Beispiel führt eine höhere Zahl an Flugzeugtypen zu mehr Schulungsbedarf. Und durch ihre höheren Preise können sie natürlich mehr Gehalt zahlen und das Personal über das geforderte Mindestmaß hinaus schulen. Das heißt, manche Airlines können es sich leisten, die Mindeststandards noch zu übertreffen und mehr für die Sicherheit zu tun, als verlangt wird.

Für dich als Fluggast bedeutet all dies, dass du mit jeder Airline fliegen kannst, die von und nach Deutschland beziehungsweise Europa fliegt. Ein weiteres Sicherheitsmerkmal ist, wenn die Airline zu einer der großen Flugallianzen gehört, wie Star Alliance, SkyTeam oder Oneworld. Diese halten sich an sehr hohe Sicherheitsstandards oder haben mitunter noch schärfere eigene Sicherheitskriterien.

WARUM BOEING-FLUGZEUGE SICHER SIND

Viele Medien berichteten in den letzten Jahren über Boeing-Flugzeuge, insbesondere über technische Probleme und Pannen. Das hat zu großer

Verunsicherung bei den Passagieren und Passagierinnen geführt. Ist es wirklich eine gute Idee, ein Boeing-Flugzeug zu besteigen? Oder sollte man Airbus-Flieger vorziehen?

Ich selbst habe auf der Boeing 737 angefangen und bin auch die Airbus-Familie 320 geflogen, bevor ich wieder auf ein Boeing-Muster wechseln durfte – und zwar auf die „Königin der Lüfte", die Boeing 747. Alles sind sehr schöne und vor allem sichere Flugzeuge. In meinen Augen gibt es kein schöneres und besseres Flugzeug als die Boeing 747. Ihr Design ist zwar schon etwas älter, aber die Maschine ist immer noch eine Stilikone. Sie war schon bei Einführung ihrer Zeit weit voraus.

UNBEGRÜNDETE BEFÜRCHTUNGEN

Wie du dich vielleicht erinnerst, hat sie oft sogar eine Redundanzstufe mehr als die modernen Zweistrahler. Nichtsdestotrotz bieten die zweimotorigen Flugzeuge wie Boeing 787 oder Airbus A350 eine hohe Sicherheit und Zuverlässigkeit, gepaart mit einer besseren Wirtschaftlichkeit. Somit schicken die Airlines viermotorige Flugzeuge, wie eben die Boeing 747, sukzessive in Rente. Manchmal dürfen sie ihren Lebensabend noch als Frachter verbringen.

Beide Hersteller bauen hervorragende Flugzeuge und sind einander, was die nackten Zahlen und Fakten angeht, ebenbürtig. Es gibt keine Daten oder Belege für die Behauptung die Maschinen einer der Hersteller seien sicherer.

AUS FEHLERN GELERNT

Dennoch: Trotz der strengen Zulassungskriterien haben leider beide Hersteller fatale Fehler gemacht und die bei Boeing sind vielen Menschen noch präsent. Zum Glück wurden diese beseitigt. Auch die Aufsichtsbehörden nehmen es nun noch genauer als zuvor, was ich sehr begrüße.

Sobald ein schwerwiegender Fehler bei einer Airline auftaucht, wird dieser gemeldet. Die Behörden, Airlines oder der Flugzeughersteller können dafür sorgen, dass gewisse Modelle oder Chargen von Flugzeugen „gegroundet“ werden, um der Sache auf den Grund zu gehen. Das heißt, diese Flugzeuge dürfen nicht fliegen, bis die Problematik geklärt ist.

Das wurde damals in 2019 bei der Boeing 737 MAX gemacht – die nicht zu verwechseln ist mit den vorherigen Versionen (Boeing 737–800 et cetera). Der technische Designfehler und weitere Löcher in den „Käsescheiben“ wurden in der Zwischenzeit behoben. Die Boeing 737 MAX darf seit Ende 2020 wieder fliegen – und tut das auch sicher. Die Crews wurden entsprechend geschult, um auf den ursprünglichen Fehler richtig reagieren zu können.

Viele halten den wirtschaftlichen Druck nach der Fusion von Boeing mit dem Flugzeughersteller McDonnell Douglas im Jahr 1997 für einen maßgeblichen Faktor in der Fehlerkette. Auch die amerikanische Luftfahrtbehörde stand in der Kritik, nachdem sie als Aufsichtsorgan die Fehler und das daraus resultierende Risiko nicht erkannt hat. Hier wurden also gleich mehrere „Käsescheiben“ durchlöchert. In Reaktion darauf wurden zusätzliche Kontrollen eingeführt; man versucht kontinuierlich, die jeweiligen Löcher zu verkleinern.

Musst du also Angst haben, wenn du das nächste Mal fliegst und in eine Boeing-Maschine einsteigst?

Ich bin ganz klar voreingenommen als Boeing-Fanboy, der ich nach wie vor bin. Aber ich kann auch offen sagen, dass ich mich in einem Boeing-Flieger bis jetzt nie unsicher gefühlt habe. Bislang hatte ich noch nicht das Vergnügen mit der MAX, aber ich würde jederzeit einsteigen. Die Boeing 737 ist ein fantastisches Arbeitstier und hat schon Millionen Menschen sicher von A nach B befördert. Und angesichts des Zulassungsmarathons, den die Nachfolgeversionen absolvieren, wird sie das sicherlich noch viele Jahre tun.

VERBINDUNGEN SEHEN, WO KEINE SIND

Das Beispiel Boeing verdeutlicht einen Mechanismus, der bei vielen Menschen im Kopf abläuft: Sie projizieren vergangene Ereignisse auf ihren zukünftigen Flug, obwohl es in aller Regel keinen Zusammenhang gibt. Da werden Verbindungen geschaffen, die eigentlich gar nicht existieren.

Ein fiktives Beispiel, um das greifbarer zu machen: Wenn ein Mercedes einen Unfall auf der Autobahn hat, hätte dies einen Einfluss auf deine nächste Mercedes-Fahrt? Oder wenn ein BMW auf der anderen Welthalbkugel ein Rad verliert, weil der Mechaniker oder die Mechanikerin die Schrauben nicht richtig angezogen hat – welchen Einfluss hätte es auf deine nächste Fahrt mit einem BMW?

Die Antwort ist immer dieselbe: Es hat keinen Einfluss auf deine nächste Fahrt. Trotzdem verknüpfen viele Menschen mit Flugangst ähnliche Ereignisse mit zukünftigen Flügen, wohlwissend, dass da kein Zusammenhang besteht.

Es ist egal, welcher Flugzeugtyp es ist. Es spielt keine Rolle, mit welcher Airline du fliegst oder welche Strecke geplant ist, ob sie eine lange Zeit über Wasser führt oder nicht. Es ist egal, wie alt, jung oder unerfahren ein Pilot aussieht. Das alles spielt für die Flugsicherheit keine Rolle, wie ich dir hoffentlich zeigen konnte. Du fliegst immer sicher! Kein anderes Verkehrsmittel kommt, statistisch belegbar, auch nur ansatzweise an die Sicherheit des Fliegens heran.

💡 Die Sicherheit von Flugzeugen wird leider oft verzerrt dargestellt und wahrgenommen. Ein kleines Zahlenbeispiel dazu: Es gab schon Tausende von Rückrufaktionen bei Autoherstellern. In den USA kam es allein im Jahr 2022 zu über 1000 Rückrufaktionen mit über 34 Millionen Fahrzeugen. Beachtliche Zahlen, über die selten berichtet wird und die kaum jemandem bekannt sind.

Die dramatischste und größte Rückrufaktion in der Automobilgeschichte war die Takata-Airbag-Krise – mit sehr vielen Todesopfern – und betraf sogar über 100 Millionen Fahrzeuge. Das sind ungefähr doppelt so viele, wie in ganz Deutschland zugelassen sind. Doch nur die wenigsten können sich daran erinnern oder hatten deshalb Angst, obwohl die Wahrscheinlichkeit hoch war, davon betroffen zu sein.

HAND IN HAND: WISSEN UND FÜHLEN

Wie schaffst du es nun, nicht nur zu wissen, dass das Fliegen sicher ist, sondern es auch zu fühlen? Wie schaffst du es, mit all dem Hintergrundwissen nicht nur ein bisschen beruhigter zu sein, sondern das Fliegen (wieder) zu lieben? Wie kannst du die Angstspirale vor jedem Flug abwenden?

Wissen allein ist nutzlos. Es muss richtig angewandt werden. Niemand hört mit dem Rauchen auf, nur weil er oder sie erfährt, dass es ungesund ist. Kein Kind isst gerne Gemüse, nur weil die Eltern sagen, es sei gesund. Und die wenigsten haben plötzlich keine Flugangst mehr, sobald sie die Abläufe und Hintergründe der Fliegerei kennen. Vielleicht wird die Angst kleiner, aber sie ist immer noch da – und beim nächsten Flug erklingt wieder die kleine innere Stimme im Kopf, die dir negative Gedanken zuflüstert.

Das Gedankenkarussell wird nie ganz anhalten, wenn du nicht anfängst, diese Abläufe im Kopf zu verändern. Du weißt jetzt, dass das Fliegen absolut sicher ist, aber dein Herz hat es eventuell noch nicht ganz verstanden. Daher sollte der Fokus immer auf der richtigen Anwendung liegen, nicht nur auf reinem Wissen und Verstehen.

Damit wir uns nicht falsch verstehen: Auch das reine Tun bringt nichts, denn wenn man nicht weiß, wohin man will, kann man mit Vollgas in die falsche Richtung fliegen. (Und beim Fliegen reicht schon ein Grad Kursabweichung, um ganz woanders rauszukommen.) Daher muss beides Hand in Hand gehen.

Im nächsten Kapitel werde ich dir ein paar Tools zeigen, die dir dabei helfen können, dein Wissen mit deinem Handeln zu verbinden und das auch umzusetzen.

6 FLUGANGST LOSWERDEN

Flugangst kann sich bei jedem und jeder unterschiedlich äußern – von leichtem Unwohlsein bis hin zu ausgewachsener Panik. Egal, wie es für dich persönlich aussieht, vielleicht brennst du schon darauf, endlich mit deinem Anti-Flugangst-Training anzufangen.

Die Tools, die du hier lernst, haben schon viele Menschen vor dir erprobt und angewandt. Nichts von alledem habe ich mir neu ausgedacht. Ich durfte diese Methoden im Gegenteil selbst erlernen und ausprobieren. Hier habe ich diejenigen zusammengestellt, die ich für besonders hilfreich und gut umsetzbar halte.

Bevor wir mit den konkreten Tools beginnen, möchte ich dir noch ein paar Grundlagen aus der Neurowissenschaft mitgeben. Sie bilden oft die Basis der Tools und helfen dir zu verstehen, warum sie funktionieren - etwa wie unser Gehirn funktioniert oder Ängste entstehen.

Behalte auf deinem Weg immer im Hinterkopf: Das Tempo zu deinem Ziel bestimmst nur du selbst. Und dabei ist es unerheblich, wie schnell oder vermeintlich langsam du vorankommst. In jedem Fall wirst du schneller sein, als wenn du gar nicht erst angefangen hättest.

VOM LERNEN UND VERLERNEN

Wichtig zu wissen ist: Flugangst ist nicht angeboren. Sie wird teilweise über Jahre antrainiert und oft kopieren die Betroffenen dabei Angstgewohnheiten von Bezugspersonen. Das Gute daran: Was wir gelernt haben, können wir auch wieder verlernen und durch neue Gewohnheiten ersetzen. Das erfordert jedoch Übung, denn neue Routinen brauchen Zeit, um uns in Fleisch und Blut überzugehen.

Und hier möchte ich einen kurzen Disclaimer aussprechen: Es gibt keine Abkürzungen und keine Wunderheilung über Nacht. Alle Tools sind zwar einfach zu erlernen, aber nicht leicht umzusetzen.

EINFACH, ABER NICHT LEICHT ...

Das ist ein feiner Unterschied mit großen Auswirkungen. Wir Menschen neigen dazu, den Weg des geringsten Widerstands zu wählen. Für viele bedeutet das: Es ist einfacher, sich mit ihrer Flugangst zu arrangieren, statt aktiv etwas dagegen zu tun – also lieber auf Flüge zu verzichten oder auf alternative Reisemöglichkeiten auszuweichen.

Die Komfortzone fühlt sich vermeintlich sicherer und angenehmer an. Doch Ängste wachsen, je länger wir sie ignorieren. Oft erfolgt erst dann ein Umdenken, wenn der Leidensdruck unter der Flugangst größer ist als die Hemmschwelle, diese Angst anzugehen.

Dabei ist es sehr einfach (nicht leicht), erprobte Tools anzuwenden und sich in überschaubarer Zeit neue, positive Gewohnheiten anzueignen. Die Wissenschaft ist sich noch nicht ganz einig, aber normalerweise sind es circa zwei Monate (66 Tage), die es braucht, um eine neue Gewohnheit zu implementieren. Das ist natürlich nur ein Richtwert. Solange du die Schritte konsequent in deinem Tempo gehst, wirst du dein Ziel erreichen.

Und noch ein Appell an dich: Gehe offen an die Tools heran und lasse alles hinter dir, was du über deine Flugangst und das Fliegen zu wissen glaubst. Integriere die Übungen in deinen Alltag, bis sie so selbstverständlich werden wie das Zähneputzen – es braucht nur wenige Minuten am Tag. Probiere die Techniken mindestens 66 Tage aus und entscheide dann, welche dir am meisten helfen und welche du beibehalten möchtest. Ich wünsche dir von ganzem Herzen viel Erfolg!

DER APFELBAUM IN UNSEREM GARTEN

Hast du schon mal versucht, andere Früchte als Äpfel von einem Apfelbaum zu bekommen? Du kannst ihn hegen und pflegen, soviel du willst, du könntest mit Chemie oder einer Axt an die Sache herangehen – am Ende wirst du doch wieder Äpfel ernten.

„Was haben Äpfel mit Flugangst zu tun?“, fragst du dich vielleicht. Wenn du statt Äpfeln eine andere Frucht haben willst, musst du einen neuen Samen pflanzen und neue Wurzeln wachsen lassen, bist du die neuen Früchte deiner Arbeit ernten kannst. Und das gilt eben auch für Flugangst.

KEIN WUNDERMITTEL IN SICHT

Viele fragen mich nach Medikamenten oder anderen Mitteln, die gegen Flugangst helfen könnten. Meine Antwort ist immer dieselbe: Solche Hilfsmittel betäuben vielleicht deine Wahrnehmung, doch die Wurzel der Angst bleibt unberührt. Hier geht es um Emotionen – und es gibt keine Wunderpille, die Gefühle wegzaubern könnte.

Daher ist mein erster Tipp: Lass die Finger von Medikamenten und sonstigen Dingen wie Drogen oder Aufputschmitteln. Die Emotionen entstehen im Kopf und dort kann man sie bekämpfen.

Natürlich kann ich den Impuls verstehen, große, quälende Angst schnell betäuben und (vermeintlich) abschütteln zu wollen. Aber sobald das Hilfsmittel der Wahl zu wirken aufhört, ist die Angst immer noch vorhanden und oft sogar noch größer. Man macht sich damit abhängig von etwas, das keine echte Hilfe ist. Hier spreche ich auch explizit von Alkohol und Koffein, denn diese Stoffe verstärken deinen Gemütszustand und damit potenziell auch deine Flugangst – was du ja auf gar keinen Fall möchtest.

RISIKEN UND NEBENWIRKUNGEN

Außerdem gefährdest du möglicherweise dich und deine Mitreisenden und kannst von einem Flug ausgeschlossen werden, wenn du unter

Drogen- oder Alkoholeinfluss stehst. Erinnerst du dich noch daran, dass ein Flugzeug innerhalb von 90 Sekunden mit nur der Hälfte der Türen zu evakuieren sein muss, um zugelassen zu werden? Jetzt stell dir vor, du bist alkoholisiert oder stehst unter Medikamenteneinfluss und bist kaum ansprechbar. Dann wird eine Evakuierung schwierig. Und gerade in dieser Situation brauchst du wirklich alle deine Sinne und solltest hellwach sein.

> Ich hatte schon mal den Fall, dass wir eine Passagierin ausladen wollten, weil sie recht starke Medikamente eingenommen hatte und fast wirkte wie unter Drogen – und zwar wegen ihrer Flugangst. Der Kapitän hat nach einem intensiven Gespräch mit ihr und ihrer Begleitung entschieden, sie doch mitzunehmen. Zum Glück hat die Wirkung der Pillen nachgelassen und sie wurde wieder klarer im Kopf.

Leider nimmt die Zahl der Passagiere zu, die alkoholisiert oder unter Drogeneinfluss einen Flieger besteigen.[1] Und leider ist oft Flugangst der Grund dafür. Bei der Begrüßung achten die Kabinenkollegen und -kolleginnen genau darauf, ob jemand betrunken oder anders auffällig ist. Wir versuchen, die Person dann gar nicht erst an Bord zu lassen, weil sich die Situation während des Fluges meist nicht bessert, sondern eher zuspitzt. Im Zweifelsfall werden auffällige Menschen, vor allem betrunkene Passagiere samt Gepäck wieder ausgeladen.

Ich werde in dem Zusammenhang auch oft gefragt, was ich von pflanzlichen oder homöopathischen Mittelchen halte, und auch hier ist meine Meinung sehr eindeutig: Finger weg. Auch wenn es auf den ersten Blick nicht so problematisch erscheint, sollte man die mentale Komponente

1 https://www.iata.org/en/pressroom/2023-releases/2023-06-04-02

nicht vergessen. Wozu die Angst künstlich (und nur kurzfristig) betäuben, wenn es auch anders geht? Noch mal: Es gibt keine Mittel, die die Wurzel der Angst verschwinden lassen. Und was passiert denn, wenn die Pillen nicht mehr verfügbar sind, selbst wenn es nur Traubenzucker oder irgendetwas anderes war?

Die gute Nachricht bei alledem ist: Wenn du die Tools aus diesem Buch richtig anwendest und fleißig trainierst, dann brauchst du gar keine Tabletten, Rauschmittel oder Alkohol. Ich hatte schon viele Teilnehmer und Teilnehmerinnen, die vorher nur mit Tabletten geflogen sind, und nun das Fliegen ohne solche Mittel genießen können.

DEIN GEHIRN: DAS COCKPIT DEINER GEFÜHLE

Wir haben im letzten Abschnitt bereits angerissen, dass Emotionen und Ängste im Kopf entstehen. Damit du deine Angst besser verstehst, macht es Sinn, sich ein wenig mit dem Aufbau und der Funktionsweise unseres Gehirns auseinanderzusetzen. Machen wir also einen kleinen Ausflug in die Welt der Neurowissenschaften.

STEINZEITHIRN IN DER NEUZEIT

Unser Gehirn stammt aus der Steinzeit und ist leider in so mancher Hinsicht noch nicht in der Neuzeit angekommen. Vieles in unserem Gehirn funktioniert wie beim Homo sapiens und da war das Allerwichtigste: Überleben! Das Gehirn hat immer Ausschau nach möglichen Gefahren gehalten und bei potenzieller Bedrohung mithilfe von Hormonen den Flucht- oder Kampfinstinkt aktiviert. Manchmal war es auch eine Option, sich totzustellen, aber in der Regel blieb es beim Kämpfen oder Flüchten. Und das war aus Sicht unserer Vorfahren sinnvoll: besser hundertmal vor einer vermeintlichen Gefahr wegrennen, statt einmal nicht aufzupassen und gefressen zu werden.

Obwohl es heutzutage kaum noch echte Gefahren wie wilde Tiere gibt, verfügt unser Gehirn nach wie vor über diese Mechanismen. Unser Unterbewusstsein scannt also weiterhin ständig die Umgebung nach Bedrohungen ab und speichert dabei unter anderem emotionale Erfahrungen und allerhand weitere Informationen. Haben wir schon mal eine gefährliche beziehungsweise schmerzhafte Situation erlebt, dann wird diese entsprechend bewertet, um ähnliche Situationen in Zukunft zu vermeiden. Das erklärt, warum Ängste im Alter oft zunehmen: mit wachsender Erfahrung wächst auch die Vorsicht. Kinder hingegen sind unbeschriebener und mutiger, weshalb sie beispielsweise Skifahren oft leichter lernen als Erwachsene, die häufiger Angst vor Unfällen haben.

UNSER GEFÜHLSZENTRUM

Das limbische System, unser Gefühlszentrum, steuert diese Prozesse. Du kennst sicherlich den Moment, wenn sich etwas nicht richtig anfühlt, obwohl man es gar nicht richtig erklären kann. Dafür ist das limbische System verantwortlich – und machen wir uns nichts vor: Gefühle schlagen immer die Vernunft. Wir sagen dazu „Bauchentscheidungen“, obwohl es eigentlich unser Unterbewusstsein ist, das das Steuer in der Hand hat. Auch wenn wir es besser wissen, machen oder sagen wir Dinge, weil wir emotional gesteuert werden.

Auch unsere Ängste werden über dieses limbische System gesteuert. Du weißt zum Beispiel, dass Fliegen sicher ist, aber in deinem Unterbewusstsein sind viele emotionale Informationen gespeichert, die dir sagen: „Egal wie gut die Statistiken sind, ich habe dennoch Angst.“

Das ist der Grund, warum sich sehr viele Menschen mit Flugangst gezielt Videos über Flugzeugturbulenzen oder Abstürze auf Social Media ansehen. Unser Gehirn sucht unbewusst nach Bestätigung für unsere Überzeugungen – wenn wir glauben, dass Fliegen gefährlich ist, sammeln wir Beweise dafür. Und mit den modernen Social-Media-Algorithmen, die uns genau die Inhalte anzeigen, auf die wir unseren Fokus richten, geht das leichter denn je.

MEDIENFASTEN GEGEN FLUGANGST

Wenn du dich für ein Thema interessierst, dann wandert automatisch dein Fokus dahin. Ein Beispiel: Als meine Frau schwanger war, habe ich „auf einmal“ ganz viele Schwangere gesehen und „ganz plötzlich“ habe ich ständig Kinderwagen auf den Gehwegen entdeckt. Und seit Kurzem bin ich stolzer Besitzer eines 3D-Druckers – und jetzt rate mal: „Ganz plötzlich“ ist mein kompletter Feed voll mit Videos zu 3D-Druck. Ganz schön komisch! Die Algorithmen sind mittlerweile so gut, dass sie wahrscheinlich schon wissen, was man sehen möchte, bevor es einem selbst bewusst wird.

Daher mein nächster Tipp, der bei der Bekämpfung von Flugangst sehr wichtig ist: Finger weg von den sozialen Medien und Nachrichten, zumindest bei allem, was mit dem Fliegen zu tun hat.

Selbst vor ein paar Jahren schon wurden in den Nachrichten viele „Horrorflüge“ gezeigt, bei denen in Wirklichkeit gar nichts passiert ist, die aber trotzdem den Eindruck einer krassen Gefahrensituation vermittelten.

Es ist natürlich auch der Job der Medien, mit diesem Thema achtsam umzugehen. Gerade das Thema Fliegen ist aber ein Garant für Klicks und Aufmerksamkeit. Da wird die Faszination der Menschen genutzt, um mehr Reichweite zu generieren. Aber leider wirst du höchstwahrscheinlich nie in den Nachrichten lesen, dass jeden Tag um die 100.000 Flüge sicher gestartet und gelandet sind. Sollte aber auch nur ein kleines Teil von einem Flugzeug abfallen, egal wo auf der Welt, kannst du dir sicher sein, dass es in den Nachrichten erscheint. Das kann deine Wahrnehmung der Sicherheit des Fliegens verzerren. Heutzutage ist das Problem noch größer: Es ist kaum noch möglich, KI-generierte von echten Bildern oder Videos zu unterscheiden. Was macht das mit deinem Unterbewusstsein?

Du hast bestimmt schon Filme gesehen, die dich emotional berührt haben, oder? Obwohl dein Gehirn wusste, dass die Geschichte fiktiv ist, hat sie echte Emotionen in dir ausgelöst. Unser Gefühlszentrum unterscheidet ebenso wenig zwischen fiktiven und realen Gefahrensituationen. Die daraus entstehenden Gefühle sind aber in jedem Fall echt. Bewusst steuern können das die allerwenigsten und gerade Menschen mit Flugangst sollten daher nichts konsumieren, was ihre Angst weiter verstärkt.

Dein Unterbewusstsein ist ohnehin darauf programmiert, Gefahren zu erkennen. Wenn du deinen Fokus dann noch gezielt auf angstauslösende Medien richtest, wird es umso schwieriger, deine Flugangst in den Griff zu bekommen und schlussendlich loszuwerden. Ich empfehle dir daher ein bewusstes Medienfasten oder einen Digital Detox. Der Raum, den du andernfalls mit Negativschlagzeilen und Co. füllen würdest, bleibt damit frei für positive Gedanken und Eindrücke.

SOCIAL MEDIA: DIGITAL DETOX GEGEN DIE ANGST

Ich weiß, dass viele insbesondere Social Media gern und viel nutzen. Und ich kann mich da nicht ausschließen. Ich habe phasenweise viel Zeit damit verbracht, mich auf verschiedenen Plattformen zu informieren und mich auf den aktuellen Stand zu bringen. Deshalb möchte ich speziell auf dieses Thema noch genauer eingehen.

Zahlreiche Studien zeigen, dass der steigende Konsum von Social Media oft negative Folgen wie Depressionen, Ängste, Schlafstörungen und Suchtverhalten mit sich bringt. Obwohl Social Media auch positive Aspekte haben, stellen sie bei Flugangst ein großes Hindernis dar.

Irgendwann habe ich selbst gemerkt, dass die Nachrichten, die mich darüber erreichten, keinerlei Einfluss auf meinen Mikrokosmos hatten –

außer den negativen Folgen, die Studien belegen. Wenn du eine Zeit lang auf Social Media verzichtest, wirst du feststellen, wie sich deine Gedanken und Gefühle positiv verändern. Negative Gedanken werden weniger und deine Angst wird nicht mehr ständig geschürt.

Wenn du dich auf einen Digital Detox einlässt, läufst du zudem nicht Gefahr, beim Scrollen eine neue Angst loszutreten – ein weiterer negativer Effekt, der durch die sozialen Medien entsteht: *New fear unlocked!*

Es werden auf einmal neue Ängste durch Reels und Erfahrungsberichte von Influencern „freigeschaltet“, weil du darin von angstauslösenden Szenarien erfährst, die dir vorher gar nicht in den Sinn gekommen wären. Gönne deinem Unterbewusstsein also ruhig eine Pause, damit es sich von den ganzen Videos, die deine Angst vergrößert haben und teilweise neue Ängste losgetreten haben, erholen kann. Gib einem neuen Baum die Möglichkeit, Wurzeln zu schlagen und positive Früchte zu tragen.

MEDIENFASTEN IN DER PRAXIS

Ich weiß, dass der Verzicht auf Medien und speziell Social Media für viele eine große Hürde ist und polarisiert. Womöglich hast du auch das Gefühl, ich wollte dir etwas wegnehmen, wobei genau das Gegenteil der Fall ist. Ich möchte dir eine Möglichkeit aufzeigen, unnötigen Ballast loszuwerden, damit du wieder ohne Angst ins Flugzeug steigen kannst. Aus Erfahrung weiß ich, dass dieser Schritt einen entscheidenden Einfluss auf deinen Erfolg haben kann.

Probiere es einfach aus: Lösche alle Nachrichten-Apps, sperre alle Medienseiten und halte dich für zwei bis drei Monate von den sozialen Medien fern. Du wirst sehen, die Welt dreht sich dennoch weiter. Und alles Wichtige wirst du immer noch mitbekommen. Gleichzeitig wirst du feststellen, wie sich dein Inneres verändert: weniger negative Gedanken, weniger Ängste, mehr Zeit für das Wesentliche. Du kannst dich auf die schönen Dinge des Lebens konzentrieren und deine Energie auf Positives lenken. Viele meiner Seminarteilnehmer und -teilnehmerinnen berichten, wie befreiend dieser bewusste Medienverzicht war.

E&E COMPARTMENT

Bei uns Piloten steht E&E für *Equipment und Electronics (Compartment)*. Das ist eine Art Serverraum, in dem sich all unsere wichtigen Systeme und Computer befinden. Wenn die Turbinen das Herz eines Flugzeuges sind, dann ist das E&E Compartment das Gehirn. Du kannst es dir vorstellen als einen kleinen Raum mit mehreren Regalen, in dem kleine schwarze Boxen stehen, die jeweils einen Computer für ein System beinhalten.

Bevor wir mit den Tools starten, brauchen wir noch eine wichtige Grundlage, und zwar dein persönliches E&E. Wir deuten die Abkürzung ein wenig um: E&E = Einsatz und Eigenverantwortung. Wir müssen dein Gehirn, dein E&E Compartment vorbereiten auf das, was kommt.

WARUM ES AUF DEN EIGENEN EINSATZ ANKOMMT

Es kommen viele Menschen zu mir, die einen sehr plausiblen Grund für ihre Flugangst haben: vielleicht ein bestimmtes Flugereignis, eventuell irgendwas aus den Nachrichten oder Medien oder auch ein Erlebnis mit wetterbedingten Turbulenzen. Sie wünschen sich jemanden, der sie beruhigt, ihnen gut zuredet und ihnen eine sichere Landung garantiert. Das ist übrigens ein großer Teil meiner Arbeit auf Social Media: Ich erkläre den Menschen viele Dinge und versuche, sie zu beruhigen, ihnen zu erklären, dass ihre angsterfüllten Gedanken nicht realistisch sind.

In meinen Seminaren allerdings erkläre ich kaum etwas Technisches zum Fliegen. Ich versuche die Menschen nicht zu beruhigen, sondern ihnen Tools an die Hand zu geben, mit denen Angst und Unruhe gar nicht erst entstehen. Das funktioniert aber nur dann, wenn die Leute im Seminar ihr E&E (Einsatz und Eigenverantwortung) mitbringen.

Diese Tools sind einfach zu erlernen. Doch hier ist wieder der Knackpunkt: einfach, aber nicht leicht! Sich einen Tag lang gut ernähren, viel schlafen und Sport machen, das ist einfach. Aber für viele ist es alles andere als leicht, jeden Tag so zu leben. Denk nur an die ganzen Fitnessstudios, die in der ersten Januarwoche voll und bereits Anfang Februar wieder wie leergefegt sind.

Leider ist es dasselbe mit den Anti-Flugangst-Tools: Jeder und jede kann sie erlernen und anwenden, aber nur wenigen gelingt es über einen längeren Zeitraum, sodass sie ihre Flugangst loswerden.

Wenn du deine Flugangst wirklich abbauen willst, musst du also bereit sein, dich selbst zu verändern – und das erfordert Einsatz. Viele verschwenden zunächst ihre Zeit und Energie damit, nach Abkürzungen zu suchen (die es nicht gibt), statt aktiv die richtigen Schritte zu gehen. Letzteres erfordert Engagement, doch der Weg lohnt sich, wenn du ihn konsequent gehst.

Es gibt eine einfache Formel von Coach und Autor Hal Elrod, die das Ganze gut zusammenfasst:

Glaube + Einsatz = Wunder

MEIN WUNDER: DER WEG ZUM TRAUMJOB

Meine persönliche Geschichte dazu ist folgende: Seit meiner Kindheit träumte ich davon, Pilot zu werden. Doch nach dem Abitur erhielt ich beim Augenarzt die erste Absage – meine Augen waren zu schlecht, um überhaupt am Pilotentest teilzunehmen. Jahre später, dank leicht verbesserter Sehkraft und gelockerter Anforderungen, ergab sich plötzlich eine zweite Chance. Nach monatelanger intensiver Vorbereitung bestand ich den ersten Teil der Prüfung, die unter anderem aus Kopfrechenaufgaben, technischen Fragen und dem Nachweis von Englischkenntnissen bestand sowie weiteren Tests zur Konzentrations- und Merkfähigkeit, Mehrfachbelastbarkeit und zum räumlichen Vorstellungsvermögen.

Nach einer weiteren Phase intensiver Vorbereitung ging es zum zweiten Teil des Pilotentests. Dieser glich eher einem Assessment-Center, in dem Teamarbeit, Umgang mit Stresssituationen und auch ein kleiner Simulatorflug im Fokus standen. Anschließend ging es zum Abschlussinterview – bei dem ich schlussendlich durchgefallen bin. Mein Lebenstraum schien erneut zu platzen.

Ich habe mir dann gesagt, dass ich es mit einer privaten Flugschule versuchen werde. Dort wurde mir die Flugausbildung allerdings nicht vorfinanziert, also musste ich vorher noch 70.000 Euro auftreiben. Damals mit Anfang 20 war das für mich eine unglaublich hohe Summe und es erschien mir als ein Ding der Unmöglichkeit. Meine Eltern konnten mir diese Summe nicht zur Verfügung stellen und auch sonst hatte ich keine wohlhabenden Verwandten, die mich hätten unterstützen können. Aber ich glaubte dennoch fest an meinen Traum, Pilot zu werden.

Und tatsächlich: Nach dem Credo aus *Der Alchimist* – „Wenn du etwas willst, wirkt das ganze Universum darauf hin“ – hatte ich das Glück, einen Bekannten zu finden, der für mich bürgte. So konnte ich schließlich an einer Flugschule anfangen. Die Theorie lernte ich per Fernlehrgang, während ich nebenbei jobbte, um meinen Lebensunterhalt und einen Teil der Kosten zu decken. Nach der Theorieprüfung begann mein praktisches Training im kroatischen Zadar. Doch kaum hatte ich mit den ersten Flugstunden begonnen, wurde ich von der Flugschule „gegroundet“ und vom Training freigestellt.

Was war passiert? Die Bank ließ den Kredit kurzfristig platzen und die Flugschule erhielt ihre Rate nicht. Entschlossen fuhr ich 16 Stunden im Reisebus zurück nach Deutschland, um die Bank von der Bonität meines Bürgen zu überzeugen, doch ohne Erfolg. Am Boden zerstört, erlebte ich dann einen Wendepunkt: Mein Bürge lieh mir das Geld privat, wofür ich ihm bis heute zutiefst dankbar bin. Mit neuer Hoffnung ging es zurück nach Zadar, wo ich mein Training fortsetzen konnte. Es folgte eine tolle Zeit in der Flugschule – obwohl ich sehr spartanisch leben musste. Meine Eltern hatten ihre liebe Not damit, für mein WG-Zimmer in Kroatien aufzukommen, und mir blieb kaum Geld, um mir etwas zu essen zu leisten. Dennoch war ich überglücklich, meinem Traum einen Schritt näher zu kommen.

Nach neun Monaten intensiven Flugtrainings hielt ich endlich meinen lang ersehnten Flugschein in der Hand. Doch kaum schien der Traum vom Fliegen greifbar, brachte der Irakkrieg 2003 die Airline-Branche ins Wanken – und meine Chancen auf einen Platz im Cockpit ebenfalls. Zurück in Stuttgart fand ich mich als arbeitsloser Pilot mit 70.000 Euro Schulden und ohne Aussicht auf einen Job wieder. Mit Nebenjobs hielt ich mich über Wasser und zumindest meine Fluglizenz aktuell.

Nach zwei Jahren voller Rückschläge und schwindender Hoffnung setzte ich alles auf eine Karte: Mit meinem letzten Geld bereitete ich mich auf ein einziges Jobinterview vor. Zwei Jahre nicht geflogen zu sein, war natürlich kein Boost für mein Selbstvertrauen, aber am Ende ist alles gut ausgegangen. Ich habe das Vorfliegen im Simulator gut absolviert und auch das Interview bestanden, sodass ich am 1.1.2005 bei der Hapag-Llyod anfangen konnte. Mit bestandenem Probezeitvertrag nahm ich einen Kredit auf, um das Privatdarlehen meines großzügigen Bürgen zurückzuzahlen. Ich bin unendlich dankbar, dass ich dem Vertrauen, das mir einst geschenkt wurde, gerecht werden konnte.

Drei Jahre später hatte ich die Chance, den Arbeitgeber zu wechseln, und seitdem arbeite ich bei meiner jetzigen Airline – und fühle nach all den Jahren, den Höhen wie auch Tiefen, die der Pilotenjob mit sich bringt, immer noch eine große innere Zufriedenheit mit meinem Traumjob.

DEIN PERSÖNLICHES WUNDER

Ich weiß aus eigener Erfahrung, wie es sich anfühlt, wenn man am Boden ist, nichts hat außer dem Glauben – und trotzdem alles gibt, um sein Ziel zu erreichen. Genau deshalb glaube ich fest an diese Formel:

Glaube + Einsatz = Wunder

Es gab viele Momente, in denen es einfacher gewesen wäre, aufzugeben und zu sagen: „Ich habe alles versucht, es klappt einfach nicht." Doch genau in diesen Momenten gilt es, weiterzumachen. Denn ich habe erlebt, dass Wunder möglich sind, wenn man an sie glaubt und bereit ist, den nötigen Einsatz zu bringen.

Auch du kannst dein persönliches Wunder erreichen. Ich habe Teilnehmer und Teilnehmerinnen begleitet, die seit Jahrzehnten nicht mehr geflogen sind – und die am Ende mit Freude und Leichtigkeit den Gruppenflug absolviert haben. Beim Gruppenflug fliege ich gemeinsam mit meinen Teilnehmerinnen und Teilnehmern. Ich bin dabei nicht der Pilot, sondern begleite die Gruppe als Coach. Ich wähle dafür meistens ein Ziel in Deutschland oder Europa aus und wir fliegen am gleichen Tag hin und zurück.

Ein Coach kann dir den Weg zeigen, ihn gehen kannst du aber nur selbst. Es lohnt sich, denn die Wunder, die auf dich warten, sind es wert!

DER WUNSCH NACH KONTROLLE

Ich bekomme beim Thema Flugangst oft zu hören: „Aus diesem oder jenem Grund habe ich Flugangst. Wenn das nicht passiert wäre, hätte ich diese Ängste gar nicht." Oft steckt hinter diesem Denkmuster der Wunsch nach hundertprozentiger Sicherheit und nach jemandem, der die Situation erklärt beziehungsweise auf jede Angst eine passende und beruhigende Antwort hat. Hundertprozentige Sicherheit gibt es leider nirgends. In der Fliegerei sind wir zwar nah dran, aber wie überall im Leben gibt es keine absolute Garantie. Viele wünschen sie sich trotzdem so sehr und stellen (oft unbewusst) Bedingungen auf, die erfüllt werden müssen, damit sie zumindest ein bisschen weniger Flugangst haben, zum Beispiel:

- Es darf nicht wackeln.
- Es muss immer Land unter uns sein und kein Ozean.
- Es darf nur ein bestimmter Flugzeugtyp sein und eine bestimmte Airline.
- Es muss ein bestimmter Sitz am Fenster oder Gang sein und möglichst weit vorne.
- Der Pilot darf nicht zu jung aussehen, weil er dann vielleicht zu unerfahren ist.
- Zu alt darf er auch nicht sein, weil er ab einem gewissen Alter nicht mehr so reaktionsschnell ist, wie es eventuell nötig wäre.
- Es darf auch nicht windig sein und am besten auch nicht zu sonnig (wegen der Thermik).
- Die Flugbegleiter und -begleiterinnen sollten sich gut um einen kümmern und dürfen niemals besorgt gucken, weil das Angst machen könnte.
- Alle Geräusche müssen „normal" sein und bei jedem Geräusch oder Wackler muss eine Ansage vom Piloten kommen, die das erklärt.
- Durchstarten ist tabu und jegliche Bewegungen sollen sanft sein, sodass man sie nicht wahrnehmen kann.

Das mag für den einen oder die andere überspitzt klingen, aber so fühlen und denken viele Menschen mit Flugangst. Und natürlich wissen viele auch, dass diese „Forderungen“ nicht möglich sind – schon gar nicht alle auf einmal. Der Wunsch danach, Kontrolle über Dinge auszuüben, auf die wir keinen Einfluss haben, ist wohl generell ein zutiefst menschlicher Wunsch.

Hier kommen wir zu einem wichtigen Punkt, den wir uns bewusst machen sollten: Wir haben im Leben kaum Kontrolle über andere Menschen oder Situationen. Beim Autofahren glauben viele, wenn sie am Steuer sitzen, hätten sie zumindest die Möglichkeit, in gefährlichen Situationen einzugreifen. Doch in Wahrheit vertrauen wir auch dabei anderen Menschen blind und haben keinerlei Kontrolle über deren Handlungen – zum Beispiel, ob sie an einer roten Ampel wirklich anhalten. Das gilt fast für alle Lebensbereiche. Doch beim Fliegen wird genau das vielen bewusst(er), woraus ein Wunsch nach mehr Kontrolle über unkontrollierbare Dinge entsteht.

WARUM ES KEINEN KONTROLLVERLUST GIBT

Faktisch gesehen gibt es also in den meisten Zusammenhängen keinen Kontrollverlust, da du vorher schon keine Kontrolle hattest. Und in der Fliegerei wäre es besonders schlecht, jemandem im Cockpit die Kontrolle zu geben, der nicht dafür ausgebildet ist. Wenn du Probleme damit hast, Piloten und Pilotinnen zu vertrauen, dann mach dir bewusst, dass du jeden Tag anderen Menschen dein Vertrauen schenkst, ob im Straßenverkehr oder anderswo. Außerdem weißt du jetzt, dass da jemand vorne im Cockpit sitzt, der oder die etliche Checks und Prüfungen absolviert hat, um überhaupt eine Fluglizenz zu erhalten. Und im Gegensatz zur Fahrerlaubnis muss die auch jedes Jahr erneuert werden.

Es bleibt die Frage: Was passiert in deinem Kopf? Was passiert in deinem Gefühlszentrum? Wer fühlt sich dafür verantwortlich, das, was du weißt, und das, was du fühlst, in Einklang zu bringen?

KONTROLLVERLUST VS. EIGENVERANTWORTUNG

Hier kommen wir zum zweiten E: der Eigenverantwortung. Niemand außer dir selbst kann die Verantwortung für deine Gefühle übernehmen. Viele von uns lernen von Kindesbeinen an, uns mit der Schuldfrage auseinanderzusetzen: Wer hat mit dem Streit angefangen? Wer war Schuld an der Situation? Und das setzt sich bis ins Erwachsenenalter fort. In vielen Firmen etwa geht es oft darum, wer für etwas geradestehen muss. Dabei sind die Konzepte Schuld und Verantwortung nicht dasselbe, obwohl sie oft gleichgestellt werden.

Eigenverantwortung zu übernehmen, ist ein Schlüsselelement bei der Bekämpfung deiner Flugangst. Wer entscheidet, ob du den Piloten vertrauen kannst oder nicht? Wer entscheidet (bewusst oder unbewusst), welche Gefühle in dir selbst produziert werden?

Angst entsteht im eigenen Kopf! Und nur du selbst kannst dafür sorgen, dass neben der Angst auch Mut entsteht. Keine Pilotin, keine Wetterlage und kein Flugzeug ist in der Lage, etwas in deinem Kopf zu verändern. Nur du selbst hast die Fähigkeit, die Kontrolle darüber zu übernehmen.

Der wahre Kontrollverlust passiert sehr schnell im eigenen Kopf und ist eine normale Abwehrstrategie, die wir von klein auf gelernt haben: Wenn ich keine Schuld daran habe, muss ich auch keine Verantwortung dafür übernehmen.

Vielleicht möchtest du irgendjemanden oder irgendetwas für deine Flugangst verantwortlich machen. Aber es spielt überhaupt keine Rolle, was die Ursache ist und wie sie gelagert ist. Es ist vollkommen egal, wie die äußeren Umstände sind. Du bist die einzige Person, die Einfluss auf deine Gefühle hat. Sobald du Personen oder Dingen erlaubst, Angst in dir auszulösen – genau dann verlierst du die Kontrolle. Natürlich ist es nicht leicht, diese Kontrolle im eigenen Kopf zu behalten. Viele Gewohnheiten und Abläufe sind jahrzehntelang antrainiert. Doch ohne Eigenverantwortung wird es unmöglich, etwas daran zu ändern.

Übernimm am besten ab sofort die volle Verantwortung für deine Gefühle. Du bist Kapitän oder Kapitänin deines eigenen Cockpits – deines Gehirns. Und um das zu verinnerlichen, schlage ich dir vor, das folgende neue Mantra für dich zu nutzen:

„Ich bin der Kapitän/die Kapitänin in meinem Kopf!
Ich entscheide, wohin es emotional geht!"

Angst entsteht zwar im Kopf – aber das gilt auch für Mut!

DIE VIER GS

Kommen wir nach der Einführung ins E&E zu den ersten Tools, die dir dabei helfen, dein Unterbewusstsein in neue Bahnen zu lenken. Und in der Tat kann man im Kopf von „Bahnen" sprechen: Derzeit sind in deinem Unterbewusstsein Abläufe und Gewohnheiten gespeichert, die immer denselben „Datenautobahnen" folgen. Alles begann einst mit einem kleinen Trampelpfad, der sich über die Zeit zu einem Gehweg, einer Straße und schließlich zu einer Highspeed-Strecke entwickelt hat.

Und wir wollen nun mithilfe einiger Tools eine neue Datenautobahn erschaffen. Dabei beginnen wir mit dem kleinen Trampelpfad, der dank deines großen Einsatzes immer breiter und fester wird. Um dir dabei zu helfen, gibt es die vier Gs. Die gilt es zu meistern und in Einklang zu bringen mit deinem inneren Kompass, also deinen Werten fürs Leben. Am Ende wird dir vieles klarer werden und bestimmt wirst du umsetzen können, was wir in den folgenden Abschnitten besprechen.

DAS ERSTE G: (FLUGANGST-)GEDANKEN

Beginnen wir mit G wie Gedanken. Vieles in unserer Welt beginnt mit einem Gedanken. Sei es ein Buch, ein musikalisches Meisterwerk, eine architektonisches Wunder oder auch das Leben selbst, die Geburt eines Kindes.

Wissenschaftler schätzen, dass wir 40.000 bis 60.000 Gedanken pro Tag haben, was in etwa einem Gedanken pro Sekunde entspricht (bei circa acht Stunden Schlaf). Bei sogenannten Gedankenketten, also einer Reihe zusammenhängender Gedanken, die sich häufig verstärken, sind es dann noch 6000 pro Tag, was sechs Gedankenketten pro Minute entspricht. Und davon sind nur wenige positiv und sehr viele negativ. Es gab Studien, die behaupten, dass nur etwa drei Prozent unserer Gedanken positiv sind – der Rest besteht aus neutralen oder negativen Gedanken. Berücksichtigt man, dass Menschen mit Ängsten naturgemäß mehr Angstgedanken haben und diese sich oft wiederholen, erscheint mir diese Aussage durchaus plausibel.

WARUM NEGATIVE GEDANKEN GANZ NORMAL SIND

Auch der sogenannte Negativitätsbias – oder etwas sperriger: Negativitätsvoreingenommenheit – trägt dazu bei, dass wir negative Gedanken stärker wahrnehmen als positive. Das liegt, wie du weißt, an unserem Gehirn, das ständig nach potenziellen Gefahren Ausschau hält, um uns zu schützen. Da Gefahren in der Regel nichts Positives sind, sind auch deren Quellen oder Ursachen negativ – und folglich auch die Gedanken, die dadurch entstehen.

Es ist vollkommen normal, solche Gedanken zu haben – und sie sind nichts Schlechtes. Im Gegenteil: Sie sind eigentlich etwas Positives, auch wenn sie negativ erscheinen. Unser Gehirn versucht lediglich, uns zu schützen. Das Problem ist jedoch, dass viele Menschen selbst dazu beitragen, in einer Gedankenkette oder -spirale hängen zu bleiben.

Viele machen sich Gedanken über Situationen, die längst vergangen sind. Dennoch drehen sich die Gedanken immer wieder darum, was man hätte anders sagen oder wie man sich anders hätte verhalten können. Wer hat nicht schon irgendwelche Dialoge oder Gespräche im Kopf immer und immer wieder Revue passieren lassen? Oder man grübelt über mögliche Ereignisse nach, die nicht einmal wahrscheinlich sind. Wer hat nicht schon einmal am Gleis gestanden und sich kurz vorgestellt, was passieren würde, wenn man stolpern würde, während der Zug einfährt? Oder frisch gebackene Eltern haben einen Gedanken wie: „Was wäre, wenn ich das Baby nun fallen lasse?“

All diese negativen Gedanken zu haben, ist vollkommen normal und es wird immer wieder passieren. Doch wie gehen wir mit diesem „normalen“ Gedankenkarussel um? Erstens können wir Einfluss darauf nehmen, welche Gedanken wir annehmen und wachsen lassen. Und zweitens können wir unseren Fokus bewusst auf die positiven Dinge in unserem Leben richten, um so aktiv positive Gedanken zu erzeugen.

Beginnen wir mit der Entscheidung, auf welche Gedanken wir uns überhaupt einlassen.

DER TEUFELSKREIS DER ANGSTGEDANKEN

Zum Glück leben wir heute nicht mehr wie unsere Vorfahren, die ums nackte Überleben kämpfen mussten. Nur arbeitet unser Gehirn auch heute noch, als wäre genau das der Fall, was bedeutet: Von den bis zu 60.000 Gedanken am Tag haben die wenigsten etwas mit der Realität oder tatsächlichen Umständen zu tun. Die Selbstgespräche, die wir oft in Gedanken führen, sind reine Fiktion unseres Unterbewusstseins.

Diese Gedankenketten, insbesondere Angstgedankenketten, sind wie ein Teufelskreis, der dich immer weiter verschlingt. Und zwar wortwörtlich, sowohl mental als auch körperlich, weil dein Körper ständig

Stresshormone ausschüttet, auch wenn keine echte Gefahr gegeben ist. Diese kleine innere Stimme, manchmal auch „Teufelchen“ genannt, bezeichne ich gerne als „Energiemonster“ – weil es ständig auf der Suche nach negativer Energie ist, wie Angst oder Furcht. Und wenn du gerade dieses Buch liest, ist die Wahrscheinlichkeit hoch, dass du es die letzten Jahre üppig mit Angstgedanken und möglicherweise grausamen Was-wäre-wenn-Szenarien gefüttert hast. Daraus kann eine steile Abwärtsspirale entstehen, manchmal so schlimm, dass sie in einer Panikattacke endet – ausgelöst durch die eigene Reaktion auf die Angstgedanken.

Doch damit soll jetzt ein für alle Mal Schluss sein. Denn du kannst es selbst in die Hand nehmen und selbst entscheiden, was du dem Energiemonster glaubst oder nicht. Du weißt tief in deinem Inneren sehr gut, dass das Energiemonster 99 Prozent der Zeit nur Quatsch erzählt, um dich in seinen Bann zu ziehen. Es lockt dich mit der Frage: „Aber was ist, wenn ich doch recht habe?“

DEINE ENTSCHEIDUNG: GEDANKEN ANNEHMEN ODER ABLEHNEN

Wie reagierst du darauf? Was würdest du im echten Leben tun, wenn eine andere Person dir ständig Angst zu machen versucht und nichts – wirklich gar nichts – davon, was sie erzählt, der Wahrheit entspricht?

Vielleicht kennst du ja die Fabel „Der Hirtenjunge und der Wolf“? In der Geschichte langweilt sich ein Hirtenjunge und beginnt zu lügen, dass der Wolf ins Dorf kommt. Beim ersten Mal eilen die Dorfbewohner ihm zu Hilfe. Beim zweiten Mal auch noch. Doch beim dritten Mal, als der Wolf tatsächlich auftaucht, glaubt ihm niemand mehr.

Wie oft hat deine innere Stimme, dein „Energiemonster“, dich bereits belogen? Wie viele Jahre schon? Und du weißt, dass nichts davon real war und nichts davon eingetreten ist. Wahrscheinlicher ist es, dass ein echter Wolf auftaucht, als dass eines der Was-wäre-wenn-Szenarien über das Fliegen wahr würde. Das hast du in den vorigen Kapiteln erfahren. Mach dir bewusst, dass du jahrelang etwas geglaubt hast, was nicht eingetreten ist. Aber heute ist der Tag, ab dem du das nicht mehr hinnehmen musst. Es ist Zeit, mit ruhiger, aber fester Stimme zu sagen: „Ich bin der Kapitän/die Kapitänin – ich entscheide, was ich von diesen Gedanken glauben will und was nicht.“

Wenn du in Zukunft also einen (Flug-)Angstgedanken hast und ihn bewusst wahrnimmst, nutze die erste Gelegenheit, um Stopp zu sagen. Atme tief durch und sage dir in Gedanken (oder wenn du möchtest, auch laut):

Du bist nur ein Gedanke! Ich entscheide über meine Reaktion! Du bist nur ein Gedanke und du darfst jetzt wieder gehen, weil ich Platz machen möchte für positive Gedanken!

Wiederhole diese Aussage so oft, bis der Gedanke wortwörtlich verflogen ist. Das mag am Anfang schwierig erscheinen, aber wie bei jeder neuen Fähigkeit ist es nur eine Frage des Trainings. Das Schöne daran ist: Du kannst es jederzeit „trocken“ üben, bis es zu einer festen Gewohnheit wird, wie das Zähneputzen. Von diesem mentalen Training ist es nicht mehr weit bis zum Meditieren.

MEDITIEREN GEGEN ÄNGSTE

Es gibt viele verschiedene Arten von Meditation, und bevor ich damit begann, dachte ich, es sei etwas Esoterisches oder Spirituelles. Doch mittlerweile sehe ich es wie ein Fitnesstraining – nur fürs Gehirn. Und es ist ein absoluter Gamechanger in meinem Leben geworden. Vieles im Zusammenhang mit „Cockpitbuddy“ hätte ich vermutlich nicht geschafft, wenn ich die Meditation nicht für mich entdeckt hätte. Sie war auch eines der wichtigsten Tools, um meine eigene Höhenangst zu überwinden.

Unter meinen Teilnehmerinnen und Teilnehmern hatte ich schon viele, die Erfahrung mit Meditation hatten – einige davon sogar selbst als

Coaches. Da es wie gesagt viele verschiedene Methoden und Arten von Meditation gibt, wollen wir uns hier darauf fokussieren, Gedanken anzunehmen und dann gezielt wieder loszulassen.

In meiner Mediationsapp gibt es dazu ein schönes Bild: Stell dir den Prozess ganz sanft vor, als würdest du mit einer Feder eine Glaskugel streicheln. Wenn ein Gedanke auftaucht, nimmst du ihn wahr, lässt ihn bewusst los und richtest deinen Fokus wieder auf die Atmung. Und wenn der nächste Gedanke kommt – was er ganz sicher tun wird –, lässt du ihn genauso sanft ziehen. Dann bringst du deine Aufmerksamkeit zurück zur Atmung. Die Atmung ist der Anker beim Meditieren, sie führt uns immer wieder zurück.

Wenn du bemerkst, dass du in deinen Gedanken versunken bist, nimm es einfach wahr, lass die Gedanken los und kehre zur Atmung zurück. Es geht nicht darum, keine Gedanken zu haben, sie besonders schnell loszuwerden oder sich zu ärgern, wenn ein Gedanke auftaucht.

Nein, der Fokus liegt darauf, dein Gehirn zu trainieren – nämlich darin, bewusst den Fokus auf die Atmung zu legen, Gedanken wahrzunehmen und sie wieder gehen zu lassen.

Besonders am Anfang kann es hilfreich sein, mit einer geführten Meditation zu starten, die den Fokus darauf legt, Gedanken loszulassen. Eine geführte Meditation ist angeleitet, d.h. du wirst durch Sprache oder Audio sanft durch die Übung geführt.

Mittlerweile gibt es viele Meditationen mit unterschiedlichen Sprecherinnen und Sprechern. Such dir einfach eine aus, bei der dir die Stimme zusagt. Das Ziel ist, die Angstspirale möglichst frühzeitig zu durchbrechen und immer wieder zur Atmung zurückzukehren.

Mach dir bewusst: Die Meditation und das bewusste Atmen helfen dir, im Hier und Jetzt zu sein. Sie holen dich von deiner Fantasiereise in eine mögliche unheilvolle und höchst unwahrscheinliche Zukunft zurück in die Realität. Du lernst, dein Energiemonster in seine Schranken zu weisen und dich auf das zu konzentrieren, was wirklich passiert: dass du atmest und lebst. Denn hinter der Flugangst steckt oft die tiefere Angst vor dem Tod. Genau deshalb ist die Atmung so ein wichtiger Anker – dein Rettungsanker, der dich zurückholt in die echte Welt und ins Leben.

MEDITATION ALS TÄGLICHES RITUAL

Ich empfehle dir, jeden Tag zehn Minuten zu meditieren beziehungsweise das Meditieren zu üben.

Warum zehn Minuten? Studien haben gezeigt, dass schon zehn Minuten am Tag positive Auswirkungen auf Geist und Körper haben. Dein Stresslevel sinkt, dein Wohlbefinden steigt, deine Resilienz (emotionale Widerstandskraft) wächst und auch deine Konzentrationsfähigkeit verbessert sich. Es ist erstaunlich, wie viel Kraft in diesen zehn Minuten steckt. Daher nutze sie direkt am Morgen nach dem Aufstehen – das ist für viele der ideale Zeitpunkt, da der Geist noch klar und frisch ist.

> 💡 Wenn du es abends machst, ist die Gefahr oft hoch, dass du dich nicht mehr aufraffen kannst. Die Willenskraft ist häufig für diesen Tag schon erschöpft. Allerdings zeigen Studien auch, dass Meditation vor dem Schlafengehen die Schlafqualität verbessert. Natürlich kannst du auch beides kombinieren.

DAS ZWEITE G: GLAUBENSSÄTZE

Widmen wir uns als Nächstes dem zweiten G: den Glaubenssätzen. Ein Glaubenssatz ist eine feste Überzeugung, die unser Denken und Verhalten prägt. Wir Menschen haben sehr viele limitierende Glaubenssätze. Wir beschränken uns damit selbst und beschneiden unser Leben. Oft glauben wir, dass wir gewisse Ziele oder Träume nie erreichen können, und das aus den verschiedensten Gründen. Dabei sind das oft Glaubenssätze, die wir von unserem sozialen Umfeld aufgedrückt bekommen haben.

Nehmen wir ein Beispiel aus dem Alltag: Wie oft haben wir als Kind den Satz gehört: Draußen ist es kalt, zieh dir etwas Warmes an, sonst wirst du krank!

Dabei hat Kälte keinen direkten Zusammenhang mit Krankheiten bzw. Erkältungen oder grippalen Infekten. Diese werden durch Viren verursacht und diese haben nichts mit der Temperatur zu tun. Dadurch dass es kalt ist, halten wir uns mehr in geschlossenen Räumen auf und begünstigen so die Verbreitung der Viren durch Tröpfchen- oder Schmierinfektionen. Dennoch ist dieser falsche Glaubenssatz weit verbreitet und wird oft an die nächste Generation weitergegeben, obwohl es längst schon wissenschaftlich widerlegt ist.

Auch auf persönlicher Ebene können sich oft negative Glaubenssätze einschleichen, die den Alltag unnötig erschweren und Erfolgserlebnisse verhindern. Wenn du zum Beispiel davon überzeugt bist „einfach unsportlich" zu sein, wirst du mit großer Wahrscheinlichkeit keine Fortschritte im Fitnessstudio erzielen. Im Gegenteil, da sich dein Fokus dauernd auf diesen Glaubenssatz richtet, wirst du von vornherein wenig motiviert sein und jeden Misserfolg noch viel negativer wahrnehmen. Der Glaubenssatz ist also wie eine selbsterfüllende Prophezeiung. Wäre es nicht viel schöner, diese Gedanken umdrehen und zu deinem Vorteil nutzen zu können?

DIE WIRKMACHT VON GLAUBENSSÄTZEN

Was, wenn ich dir sage, dass du in der Lage bist, mithilfe deiner Glaubenssätze deinen Körper zu beeinflussen? Also zum Beispiel körperliche Symptome wie Schmerzen zu lindern. Völliger Quatsch – oder?

Du hast sicherlich schon vom Placeboeffekt gehört. Oft wird damit die Wirksamkeit von Medikamenten getestet. Dabei erhält die eine Gruppe den Wirkstoff, während die andere Gruppe nur ein Scheinmedikament (ohne Arzneistoffe) bekommt. Doch in Tests und Studien zeigt sich immer wieder, dass allein der Glaube, ein wirksames Medikament zu erhalten, auch in der Gruppe mit dem Scheinpräparat Effekte hat.

Noch stärker ist die Wirkung eines Scheinmedikaments, wenn weder der Patient noch die Ärztin wissen, dass es sich um ein Placebo handelt. Das nennt man den doppelblinden Placeboeffekt. Zusammengefasst: Ein Medikament ohne Wirkstoff „wirkt", wenn die Patienten und Patientinnen daran glauben. Und der Effekt wird sogar noch stärker, wenn auch der behandelnde Arzt überzeugt ist, dass es sich um ein echtes Medikament handelt. Verrückt, oder?

Das zeigt, wie stark unsere Glaubenssätze wirklich sind. Bei der Entstehung und Festigung von Glaubenssätzen spielt Wiederholung eine entscheidende Rolle. Frei nach dem griechischen Philosoph Plutarch: „Was wir glauben, hängt oft davon ab, was wir wiederholt hören."

WIE WIEDERHOLUNGEN AUF GLAUBENSSÄTZE WIRKEN

Die Taktik der Wiederholung ist auch heute noch äußerst erfolgreich. Einige Politiker und Politikerinnen nutzen sie teilweise auch, um Menschen und Medien zu beeinflussen oder gar zu manipulieren. Im Marketing funktioniert es genauso: Eine Werbebotschaft wird einfach so oft wiederholt, bis Kundinnen oder Kunden sie glauben und irgendwann gar nicht mehr infrage stellen, einfach weil der Glaube daran oder die Botschaft tief in unserem Bewusstsein verankert ist.

Vielleicht hast du schon einmal von der Regel gehört, dass der Wert eines Verlobungsrings mindestens einem Monatsgehalt entsprechen sollte. Oder von dem Spruch: „Ein Diamant ist für die Ewigkeit." Beides stammt aus einer Marketingstrategie eines großen Diamantenkonzerns, der in den 1940er-Jahren seinen Absatz ankurbeln wollte. In den 1950ern sollte der Preis eines Verlobungsrings dann sogar zwei oder drei Monatsgehälter betragen. Besonders in den USA hat sich diese „Regel“ fest verankert und wird bis heute nicht hinterfragt – obwohl sie auf einer über 70 Jahre alten Marketingkampagne basiert.

Es gibt noch etliche weitere Marketingstrategien, die ähnlich wirken und die wir nicht mehr infrage stellen, obwohl wir es besser wüssten.

WAS DAS FÜR DEINE FLUGANGST BEDEUTET

Du glaubst, etwas über das Fliegen zu wissen, doch vieles davon hat mit der Realität wenig bis gar nichts zu tun. Dein Energiemonster hat dir wahrscheinlich schon unzählige Male Dinge eingeflüstert, die nicht wahr sind – und die du nach genügend Wiederholungen dennoch glaubst. Zum Beispiel, dass Turbulenzen gefährlich sind, was nicht stimmt, wie du ausführlich gelesen hast. So ein Glaubenssatz löst sich aber nicht einfach in Luft auf, nur weil man die Wahrheit erkennt. Die emotionale Verknüpfung, also das Gefühl, dominiert häufig. Und immer, wenn Wissen und Fühlen nicht im Einklang sind, neigen wir dazu, uns von unseren Gefühlen leiten zu lassen.

Dann fallen gern Sätze wie: „Ja, ich weiß, aber mein Bauchgefühl sagt mir etwas anderes.“ Oder: „Ich weiß, dass Fliegen sicher ist, aber bei Turbulenzen oder sobald es wackelt fühle ich mich trotzdem unsicher.“ Darin äußern sich oft starke, vielleicht auch unbewusste Glaubenssätze, die dich daran hindern, so zu fühlen, wie du es dir eigentlich wünschst.

NEUE GLAUBENSSÄTZE FINDEN

Wir müssen diese alten, falschen und negativen Glaubenssätze auflösen und durch neue, richtige und positive Glaubenssätze ersetzen. Das ist oft ein langwieriger Prozess, der in meinen Augen jedoch unverzichtbar ist. Ohne ihn läuft man immer wieder im Kreis und kommt bei der Bekämpfung der Flugangst nicht wirklich voran.

Schauen wir uns am besten gleich an, wie du loslegen kannst:

1. Nimm dir ein paar ruhige Minuten und notiere auf einem Blatt Papier alles, was dir zum Thema Fliegen in den Sinn kommt – deine Gedanken, Gefühle, Ängste oder Dinge, die du als gefährlich empfindest. Lass deine Gedanken einfach fließen, ohne groß nachzudenken. Oft kommen so tief verborgene Überzeugungen ans Licht, die du vielleicht noch gar nicht wahrgenommen hast.

2. Wenn du diese Liste fertig geschrieben hast, lies dir jeden Satz in Ruhe durch. Markiere dir den Glaubenssatz, der dich emotional am meisten belastet beziehungsweise deine Ängste am stärksten anspricht. Wenn sich das nicht eindeutig bestimmen lässt, dann kannst du mit einem Punktesystem arbeiten und jedem Satz eine Zahl von 1 bis 10 zuweisen. Am Ende kannst du anhand der höchsten Punktzahlen die Auswahl eingrenzen.

3. Wenn du deinen stärksten Glaubenssatz identifiziert hast, wollen wir ihn (schriftlich) ins Positive umdrehen. Dabei gibt es ein paar wichtige Rahmenbedingungen:
   - Formuliere in der Gegenwart.
   - Formuliere einfach und prägnant.
   - Vermeide das wortwörtliche Gegenteil.
   - Wähle bildhafte und positive Worte.

Hier ein paar Musterbeispiele:

- Wenn beim Fliegen Klaustrophobie dein Thema ist, könntest du einen positiven Glaubenssatz wie diesen formulieren: „Das Flugzeug ist meine sichere Festung." Die Festung steht dabei für Schutz und Größe und natürlich auch für Sicherheit. Letztere ist sogar zusätzlich als Adjektiv mit enthalten.

- Wenn du Angst vor Kontrollverlust hast und am liebsten die Piloten im Cockpit überwachen willst: „Ich bin sicher und in guten sowie professionellen Händen.“ Oder: „Ich vertraue den hervorragend ausgebildeten Piloten sowie der sorgfältig gewarteten Technik.“
- Du kannst es auch auf dich selbst beziehen, wenn du zum Beispiel glaubst, dass du deine Flugangst nie los wirst: „Ich bin stark und mutig!“ Oder: „Ich wachse Stück für Stück über mich hinaus!“
- Wenn du glaubst, dass du deine Flugangst nie loswerden kannst, dann würden die folgenden Glaubenssätze gut passen:

„Ich bin der Fels in der Brandung und ich entscheide, was ich fühle!“
„Ich liebe das Fliegen!“
„Ich bin gelassen und relaxt.“

Das Wort „entspannt“ würde ich vermeiden, da es „Spannung“ enthält und unser Unterbewusstsein eher auf Negatives lenken könnte.

Es gibt jede Menge Möglichkeiten, sich einen neuen, positiven Glaubenssatz zu formulieren. Das braucht etwas Zeit und Geduld, aber vor allem ist es eine gute Gelegenheit zu erkennen, wie tief solche Glaubenssätze in uns wirken. Daher nimm dir die Zeit und arbeite in Ruhe daran. Halte dich dabei an die wichtigsten Vorgaben:

Formuliere in der Gegenwart, positiv sowie prägnant und möglichst kurz.

GLAUBENSSÄTZE PRAKTISCH ANWENDEN

Anschließend gilt es, deinen neuen Glaubenssatz zu verinnerlichen – ihn dir anzutrainieren. Dafür gibt es viele Möglichkeiten, doch eines ist entscheidend: *Wiederholung*. Ein weiterer Schlüssel ist, den Glaubenssatz mit möglichst vielen Sinnen zu erleben. Stell dir zum Beispiel vor, du sitzt im Flugzeug und sagst: „Das Flugzeug ist meine sichere Festung.“

Was möchtest du dabei spüren? Wie fühlt sich die Sicherheit für dich an? Vielleicht hörst du die kraftvollen Turbinen oder fühlst die leichten Vibrationen der starken Motoren. Wie schmeckt die Luft? Vielleicht ist sie etwas dünner und trockener als am Boden. Was kannst du mit deinen Händen und Füßen ertasten? Spürst du den festen Boden unter deinen Füßen, der dir Stabilität gibt? Wenn du die Seitenwand berührst, fühlst du vielleicht die kühle Verkleidung, hinter der sich die feste Struktur des Flugzeugs verbirgt, die dafür sorgt, dass du in elf Kilometern Höhe sicher bist und atmen kannst.

Je mehr Sinne du einsetzt, desto leichter wird der neue Glaubenssatz in deinem Unterbewusstsein verankert.

> Wenn du möchtest, kannst du dich symbolisch von deinen alten, negativen Glaubenssätzen verabschieden. Nimm das Blatt Papier, auf dem du sie alle aufgeschrieben hast, und verbrenne es feierlich im Kamin oder draußen an einem sicheren, feuerfesten Ort. Während du das tust, kannst du etwas sagen wie: „Danke für die gemeinsame Reise. Jetzt dürft ihr gehen, damit die neuen, positiven Glaubenssätze mich für den Rest meines Lebens begleiten können." Nachdem du die alten verbrannt hast, kannst du dir deine neuen Glaubenssätze laut aufsagen und damit eine neue Ära einleiten.

Es wird eine gewisse Zeit dauern, die alten Glaubenssätze loszulassen und die neuen zu verinnerlichen. Die Geschwindigkeit hast du selbst in der Hand, aber es gibt hier keinen Wettbewerb, kein Richtig oder Falsch. Es geht darum, ans Ziel zu kommen, und das in deiner persönlichen Geschwindigkeit. Am Ende des Buchs werde ich dir einen Vorschlag für dein Training geben und du kannst selbst entscheiden, wie und wann du diese Übungen in deinen Alltag integrierst. Wichtig ist nur, dass du die Schritte konsequent gehst – am besten täglich.

Und behalte stets im Hinterkopf:

Glaube nicht, was du denkst, denn du bist nicht deine Gedanken! Fühle deine neuen Glaubenssätze und befreie dich vom alten Ballast!

DAS DRITTE G: GEWOHNHEITEN

Vielleicht kennst du folgenden Spruch:

Achte auf deine Gedanken, denn sie werden zu Worten.
Achte auf deine Worte, denn sie werden zu Handlungen.
Achte auf deine Handlungen, denn sie werden zu Gewohnheiten.
Achte auf deine Gewohnheiten, denn sie werden zu deinem Charakter.
Achte auf deinen Charakter, denn er wird dein Schicksal.

Ich möchte deine Aufmerksamkeit vor allem auf die dritte Zeile lenken: Deine Handlungen werden zu deinen Gewohnheiten! Wie du weißt, betrachte ich Flugangst als eine schlechte Angewohnheit – eine, die man sich über Jahre hinweg antrainiert hat. Und jede schlechte Gewohnheit lässt sich durch neue Handlungen ersetzen. Deshalb möchte ich dir vier neue Gewohnheiten vorstellen, die dir genau dabei helfen werden.

GEWOHNHEIT 1: DANKBARKEIT

Die erste Gewohnheit ist ein tägliches Dankbarkeitsritual. Wahre und tiefe Dankbarkeit befreit dich von jeder anderen negativen Emotion. Man könnte sagen, sie ist wie eine Reinigung der Seele. Die Fähigkeit, dankbar zu sein, ist etwas, das in der heutigen Zeit und in unserer schnelllebigen Gesellschaft oft vernachlässigt wird. Vieles wird als selbstverständlich erachtet und für viele von uns ist ein hoher Lebensstandard normal.

Mach dir an dieser Stelle bewusst: Wenn du dieses Buch liest, gehörst du höchstwahrscheinlich zu den obersten 15 Prozent der Weltbevölkerung gemessen am BIP (Bruttoinlandsprodukt) pro Kopf und auch HDI (Human Development Index), was grob gesagt dem Lebensstandard, der Lebenserwartung und dem Bildungsniveau entspricht. Wir genießen Freiheiten, Luxus und Frieden. Wir haben Zugang zu sauberem, fließendem Wasser, ein sicheres Dach über dem Kopf und können im Winter auf Knopfdruck oder mit einem Dreh unsere Wohnung heizen.

Dank meines Jobs habe ich die Möglichkeit, viele Länder zu bereisen – auch solche, in die ich vermutlich nie als Tourist reisen würde. Dabei sehe ich oft die Armut und die schwierigen Lebensverhältnisse einheimischer Kinder und Familien. Und jedes Mal überkommt mich eine große Dankbarkeit und eine tiefe Demut. Wenn du Flugangst hast, dann ist das ein sogenanntes First World Problem. Man geht davon aus, dass 80 bis 90 Prozent der Weltbevölkerung noch nie geflogen sind. Und für viele Menschen wird das vermutlich ihr Leben lang so bleiben. Dagegen ist Fliegen für uns heute oft günstiger als eine Bahnfahrt. Was für ein Privileg, das wir oft als selbstverständlich hinnehmen.

Fliegen und – so paradox es erst mal klingt – auch Flugangst sind Dinge, für die du dankbar sein kannst, denn nicht jeder Mensch auf der Welt hat die Möglichkeit zu fliegen. Mach es dir zur Gewohnheit, abends vor dem Schlafen für eine Minute Dankbarkeit zu üben. Dabei spielt es keine Rolle, wofür du dankbar bist – es geht darum, dass du versuchst, sie tief in dir zu spüren. Schon eine Minute der Dankbarkeit kann eine enorme Wirkung haben, besonders für dein inneres Wohlbefinden.

So ein Abendritual eignet sich auch hervorragend, um es gemeinsam mit der Familie durchzuführen – zum Beispiel mit deinen Kindern, wenn du welche hast. Dabei könnt ihr den Tag noch einmal Revue passieren lassen und die kleinen, positiven Highlights miteinander teilen.

Wichtig beim Thema Dankbarkeitsrituale ist: Es geht nicht darum, Schlechtes zu leugnen oder auszublenden. Sondern darum, den Fokus auf die guten Dinge zu setzen. Versuche nicht, etwas zu verdrängen – das kommt in der Regel wie ein Boomerang zurück. Lass stattdessen deine Gedanken sanft ziehen, so wie du es bei der Meditation lernst. Gerade an Tagen, die besonders schlecht liefen, ist es umso wichtiger, etwas Positives zu finden, wofür du dankbar sein kannst.

Falls du dich noch an meine Geschichte erinnerst: Nach der Flugschule war ich arbeitslos, verschuldet und meine Aussichten sahen nicht gerade rosig aus. Doch diese schwere Zeit hat mich geprägt und meine Leidenschaft fürs Fliegen noch befeuert. Das Leben stellt uns Herausforderungen, um uns wachsen zu lassen – auch wenn es anfangs schwer ist, dankbar dafür zu sein. So wie Muskeln beim Training durch Schmerz stärker werden, können wir auch mental wachsen. Deine Flugangst hat dich hierhergeführt und jetzt hast du die Chance, deinen „mentalen Muskel" zu stärken – mit einem neuen Blick auf Herausforderungen und Dankbarkeit.

Wenn du es schaffst, diese Gewohnheit bewusst und regelmäßig umzusetzen, wirst du sehen, dass deine negativen Gedanken zurückgehen und mehr positive Gedanken kommen werden. Das wiederum wirkt sich auf deine mentale Gesundheit aus und reduziert deine Flugangst. Versuche jeden Tag, auch für die Fliegerei dankbar zu sein, damit du das Fliegen in deinem Unterbewusstsein positiv verknüpfst. Mit der Zeit kannst du so deine toxische Verbindung zum Fliegen reduzieren und in eine positive Beziehung umwandeln.

Dankbarkeitsritual: Nimm dir jeden Abend mindestens eine Minute Zeit, um tief in die Dankbarkeit einzutauchen – auch für die kleinen Dinge, die dir am Tag begegnet sind. Ein weiteres kraftvolles Tool, das den Effekt verstärkt, ist ein Dankbarkeitstagebuch. Darin kannst du dir jeden Abend drei Dinge aufschreiben, für die du dankbar bist, und so wirst du eines Tages ein ganzes Buch voller positiver Erinnerungen haben.

GEWOHNHEIT 2: KÖRPERLICHER STRESSABBAU

Ängste und Stress korrelieren sehr stark miteinander. Das heißt, sie sind eng miteinander verbunden und können sogar Angst-Stress-Schleifen erzeugen, aus denen man nur schwer wieder aussteigen kann.

Vielleicht kannst du dich daran erinnern, seit wann du Flugangst hast. Wenn sie nicht schleichend kam, sondern plötzlich auftrat, versuch, dich daran zu erinnern, ob diese Zeit in deinem Leben besonders stressig war. Oft entstehen solche Ängste während belastender Lebensphasen und es reicht ein Flugereignis aus, um das Fass zum Überlaufen zu bringen.

Die Lebensweise in unseren Breitengraden ist stressiger denn je. Der Stress in der Schule, im Studium, auf der Arbeit und so weiter hat massiv zugenommen und auch die Ansprüche an sich selbst sind bei vielen Menschen stark gewachsen. All die Stresshormone, die uns dadurch überfluten, lassen sich am besten durch körperliche Betätigung abbauen.

Die Verbindung zwischen Geist und Körper ist dir vielleicht schon im Zusammenhang mit deiner Flugangst aufgefallen. Vielen Menschen geht es vor einem Flug körperlich sehr schlecht – mit Symptomen wie

Magenverstimmung, Schlafproblemen, Kopfschmerzen, Herzrasen und mehr. Und das, obwohl sie sich noch am Boden befinden. Doch Flugangst erzeugt massiven Stress im Kopf, der sich direkt auf deinen Körper auswirkt. Das wiederum erzeugt weiteren Stress, und schon bist du in einer Angst-Stress-Schleife gefangen. Dabei wird die – überraschend einfache – Lösung oft ignoriert: körperliche Betätigung.

Es reichen schon zehn Minuten zügiges Spazierengehen aus, am besten an der frischen Luft. So kannst du wortwörtlich dein Gehirn durchpusten, Stresshormone abbauen und Glückshormone ausschütten. Ich empfehle dir sogar, diesen kurzen Spaziergang mit deinem neuen Glaubenssatz zu verbinden. Sag ihn dir laut auf und stelle dir so lebendig wie möglich vor, wie dieser neue Glaubenssatz in der Realität aussieht. Wenn es dir unangenehm ist, vor anderen Menschen deinen Satz laut auszusprechen, such dir ein ungestörtes Plätzchen. Und falls das nicht möglich ist, steck dir einfach einen Kopfhörer ins Ohr und tu so, als würdest du telefonieren. In der Regel interessiert es heutzutage kaum noch jemanden, was man auf der Straße vor sich hin redet, da die meisten ohnehin auf ihr Handy starren.

Versuche, zehn Minuten körperliche Betätigung täglich in dein Leben zu integrieren. Ich empfehle dir, gleich am Morgen damit zu beginnen, direkt nach der Meditation. So startest du frisch in den Tag und hast sicherlich mehr Energie und Resilienz für mögliche stressige Situationen. Sei gerne kreativ bei der Gestaltung: Vielleicht kannst du versuchen, einen Teil deines Arbeitsweges zu Fuß oder mit dem Fahrrad zurückzulegen. Oder du nutzt ein Laufband im Fitnessstudio oder zu Hause. In deiner Mittagspause könntest du einen kleinen Verdauungsspaziergang machen und währenddessen deinen Glaubenssatz aufsagen. Plane dir bewusst Zeit für dich ein – Zeit, die dir hilft, dich zu stärken und den Tag positiv zu gestalten.

GEWOHNHEIT 3: SIEGERPOSE

Eine weitere gute und vor allem schnelle Methode, um Glückshormone auszuschütten, ist die sogenannte Siegerpose oder Power Pose. Viele Menschen nehmen sie unbewusst ein, wenn sie etwa einen Wettbewerb gewonnen haben, indem sie ihre Arme in die Luft strecken. Interessanterweise machen auch blinde Menschen, die von Geburt an nichts Visuelles wahrgenommen haben, genau diese Pose. Es scheint eine angeborene Reaktion auf einen Sieg oder Erfolg zu sein.

Das Coole daran ist, dass Glückshormone ausgeschüttet werden, sobald du die Siegerpose einnimmst – selbst wenn du nicht gewonnen hast und einfach nur tust, als würdest du dich über einen Sieg freuen. Das stärkt dein Selbstvertrauen und auch dein Selbstbewusstsein. Ich empfehle dir dazu das Video *Ted Talk mit Amy Cuddy*. Sie erklärt in diesem Kurzvortrag, welche Auswirkungen die Power Pose auf deinen Körper hat und wie du damit Stress im Körper reduzieren kannst. Außerdem kannst du dich ruhig mal selbst dafür feiern, dass du dein Energiemonster in die Schranken weist!

Bau die Siegerpose auch direkt morgens nach der Meditation ein – einfach eine Minute vor dem Spiegel üben. Beim ersten Mal wird sich das vielleicht lang anfühlen, aber je öfter du es machst, desto leichter wird es.

Du kannst auch motivierende Musik laufen lassen – wie zum Beispiel die Champions-League-Hymne –, die idealerweise auch etwa eine Minute geht. Wenn du Fußball magst, spiel gerne das Video von Mario Götzes WM-Tor ab. Ich bekomme jedes Mal Gänsehaut, wenn ich es sehe und kann nicht anders, als meine Arme in die Luft zu reißen. Das Video geht ebenfalls circa eine Minute.

GEWOHNHEIT 4: LÄCHELN

Vielleicht kennst du den Spruch „Lachen ist die beste Medizin". So wie Angst ist auch Lachen ansteckend. Du hast sicher schon Situationen erlebt, in denen eine Person so herzlich gelacht hat, dass du automatisch mitlachen musstest, obwohl du gar nicht genau wusstest, was gerade so lustig ist. Und genauso wie bei der Siegerpose musst du gar nichts lustig finden, um vom Lächeln zu profitieren. Es reicht aus, wenn du es einfach machst – auch wenn es nur gestellt ist. Der positive Effekt stellt sich trotzdem ein.

> 🧑‍✈️ Lass dabei auch hier ein Video mit lachenden Menschen im Hintergrund laufen. Selbst der schlecht gelaunteste Miesepeter wird dabei zumindest mal lächeln müssen. Stell dich am besten vor einen Spiegel und lächle dich selbst für eine Minute an. Ich weiß aus eigener Erfahrung, dass es sich am Anfang sehr komisch anfühlen kann und man kaum ein paar Sekunden durchhält. Aber auch hier ist der Schlüssel zur Veränderung die Wiederholung. Je öfter du es machst, desto natürlicher wird es sich anfühlen.

Es gibt noch einen weiteren Vorteil des Lächelns, der etwas tiefer vergraben ist. Daher möchte ich gleich eine Content Note aussprechen: Es geht um das Thema Liebe – genauer gesagt um Selbstliebe.

EXKURS: SELBSTLIEBE

Was ist die größte Angst, die wir Menschen haben?

Es gibt Umfragen zum Thema Angst, bei denen Menschen angeben, dass sie sich mehr vor einem öffentlichen Auftritt fürchten als vor dem Tod. Ja, richtig – manche würden lieber sterben, als irgendwo öffentlich aufzutreten. An diesem Beispiel siehst du, wie irrational Ängste oft funktionieren.

Aber weißt du, was die Mutter aller Ängste ist? Es ist nicht die Angst vor dem Tod, obwohl diese bei vielen Menschen natürlich sehr groß ist.

Es ist die Angst, nicht mehr geliebt zu werden.

DAS (GRUND-)BEDÜRFNIS NACH LIEBE

Diese tief verwurzelte Angst steckt häufig hinter vielen anderen Ängsten. Zum Beispiel die Angst, in der Öffentlichkeit aufzutreten: Hier liegt die Angst vor Ablehnung zugrunde. Die Angst vor dem Tod ist ebenfalls damit verbunden, da wir getrennt von den Lebenden keine Liebe mehr empfangen können. Und auch die Flugangst gehört dazu – letztlich ist sie die Angst vor dem Tod und der Vorstellung, keine Liebe mehr zu bekommen.

Als Baby erfahren wir – idealerweise – bedingungslose Liebe, die uns Geborgenheit und Sicherheit schenkt. Mit der Zeit verändert sich diese Dynamik: Eltern entwickeln zunehmend Erwartungen und Kinder müssen neue Wege finden, um Liebe und Anerkennung zu bekommen. Diese Veränderung ist eine Herausforderung für beide Seiten.

Das Bedürfnis nach Liebe bleibt ein Leben lang bestehen. Oft suchen Menschen Aufmerksamkeit – manchmal sogar durch negatives Verhalten – als Ausdruck ihres tiefen Wunsches nach Zuwendung. Das gilt nicht nur für Kinder, sondern auch für Erwachsene, die aus Angst, keine Liebe zu bekommen, unbewusst solche Muster zeigen. Dies kann auch ein Grund sein, aus dem Eltern häufig Flugangst entwickeln: weil sie fürchten, die bedingungslose Liebe ihrer Kinder zu verlieren.

Was hat die Angst, keine Liebe (mehr) zu bekommen, mit Selbstliebe zu tun? Diese Angst zeigt, wie abhängig wir oft von der Anerkennung anderer sind. Doch es gibt einen Weg, diese Abhängigkeit zu lösen: Indem wir uns selbst die Liebe schenken, die wir brauchen. Das ist ein einfacher Gedanke, aber nicht leicht umzusetzen. Nicht selten sind wir selbst unsere schärfsten Kritiker. Wir urteilen hart über uns und stellen hohe Ansprüche an unsere Leistungen. Das Thema Selbstliebe bleibt in unserer Gesellschaft häufig ein Tabu, genauso wie der offene Umgang mit Ängsten. Zum Glück wird immer mehr Menschen bewusst, wie wichtig es ist, sanft und gutmütig mit sich selbst zu sein.

(FLUG-)ANGST UND SELBSTLIEBE

Gerade Menschen mit Flugangst sind oft besonders streng zu sich selbst. Sie verurteilen ihre Ängste, obwohl diese ganz normal sind, und setzen sich einem enormen Stress aus – oft unbewusst. Ein einzelnes Mal mag das keine großen Auswirkungen haben, doch wiederholter und lang anhaltender Stress ist weder förderlich für die körperliche noch für die seelische Gesundheit.

Der Schlüssel liegt in der Selbstliebe. Sei sanft und nachsichtig mit dir selbst. Schau dir im Spiegel tief in die Augen und schenke dir ein Lächeln. Sei dankbar für den Menschen, der du jetzt bist, und voller Vertrauen in den Menschen, der du werden wirst. Alles, was passiert, hat einen Sinn und Zweck – auch wenn wir den nicht immer sofort oder manchmal gar nicht erkennen.

Nimm dir die Zeit und Ruhe, die du brauchst. Beginne mit einem Lächeln, und wenn du bereit bist, sprich die Worte: „Ich liebe mich." Lass dich auf diese emotionale Reise ein und entdecke, was sie in dir bewirkt.

> Es ist eine tiefe emotionale Erfahrung, sich selbst eine Minute lang im Spiegel in die Augen zu schauen und mit Sanftmut und Liebe zu begegnen. Es sollte ganz normal sein, zu sagen: „Ich liebe mich so, wie ich bin. Ich bin gut so, wie ich bin." Doch wenn dir das schwerfällt, starte stattdessen mit: „Ich mag mich." Oder: „Ich verzeihe mir selbst." Und wenn auch das zu herausfordernd ist, sprich dich im Spiegel mit „du" an – viele finden es leichter, so den Zugang zu sich selbst zu finden.

Wenn es dir gelingt, die Mutter aller Ängste mit Selbstliebe zur Ruhe zu bringen, dann hast du das finale Level der Angstbewältigung erreicht. Denn wenn diese Angst verschwindet, lösen sich viele andere Ängste von selbst.

DAS VIERTE G: GRÜNDE

Kommen wir nun zum letzten G, und zwar G wie „Gründe".

Vielleicht kennst du das selbst: An Silvester ist die Motivation riesig und man startet voller Energie ins neue Jahr – mit Vorsätzen wie „gesünder essen" oder „mehr Sport treiben". Anfang Januar sind die Fitnessstudios noch brechend voll und alle sind fleißig am Trainieren. Doch schon Ende des Monats wird es merklich ruhiger und spätestens im Februar sind viele Vorsätze entweder vergessen oder verlieren an Priorität. Stattdessen rückt der Alltag mit seinen Verpflichtungen wieder in den Vordergrund.

Dabei können zwei entscheidende Faktoren den Unterschied machen. Zum einen gibt es viele Studien darüber, dass man seine Vorsätze und Ziele immer schriftlich notieren sollte. Dadurch steigt die Wahrscheinlichkeit nachweislich drastisch, diese Ziele zu erreichen.

Der zweite Faktor ist, dass die Motivation allein oft nur der Startschuss ist. Dein persönliches Warum ist es, das dich durch die unvermeidlichen Durststrecken bringt.

MEIN PERSÖNLICHES WARUM

Jeder Flugschüler ist hochmotiviert, zumindest am Anfang. Für mich war von Beginn an glasklar, dass ich im Cockpit arbeiten wollte. Doch nach zwei Jahren als arbeitsloser junger Mensch mit vielen Schulden und kaum Aussichten auf einen Job als Pilot begann auch meine Motivation langsam zu schwinden.

Für mich gab es keine andere Option, ich war emotional und auch finanziell „all-in" gegangen. Und natürlich habe ich mir damals viele Fragen dazu gestellt: Was wäre, wenn das alles nicht klappt? Aber für mich war klar, ich werde nichts unversucht lassen. Ich habe mir immer wieder vorgestellt und gefühlt, wie ich das erste Mal ein riesiges Flugzeug steuern werde. Lieber wäre ich auf dem Weg gescheitert, als gar nicht erst alles zu geben. Und warum? Weil es bereits ein Kindheitstraum war und ich schon lange wusste, dass mich das glücklich machen wird.

DEIN WARUM ALS ANTRIEB UND STÜTZE

Was möchte ich dir damit sagen? Es ist dein ganz eigenes Warum, das dich – bildlich gesprochen – durch das unvermeidliche Tal der Tränen führen wird. Dieses Tal, mit all seinen Herausforderungen und Rückschlägen, wird mit großer Wahrscheinlichkeit kommen, egal welches Ziel du verfolgst.

Erfolg ist niemals eine gerade Linie, sondern immer eine wilde Kurve (die am Ende hoffentlich in die richtige Richtung zeigt). Wenn du nicht zu 100 Prozent weißt, aus welchen Gründen du deine Flugangst bekämpfen *musst,* dann sind deine Chancen gering, das erste Tal zu überwinden. Denn Aufgeben wirkt immer leichter, auch wenn das täuscht. Ich habe in meinen Seminaren Menschen erlebt, die einen so starken Grund hatten, ihre Flugangst zu überwinden, dass ich als Coach vom ersten Moment an wusste: Sie werden es schaffen.

Hier ein Beispiel, wie wirksam ein starkes Warum ist:

Ein Familienvater will mit seiner Frau und seiner jungen Tochter in den Urlaub fliegen. An der Flugzeugtür überkommt ihn die Flugangst so stark, dass er es nicht schafft einzusteigen. Schließlich fliegen seine Frau und Tochter alleine in den Urlaub, während er am Flughafen zurückbleibt. Ich kann mir nur ansatzweise vorstellen, wie er sich in diesem Moment gefühlt haben muss – als Ehemann, als Vater, als Mensch ...

Für ihn war klar, dass das nicht noch einmal passieren durfte, weil er sich die Konsequenzen auf lange Sicht ausmalen konnte. Das war für ihn der Anlass und Grund, seine Flugangst zu bekämpfen. Als ich seine Geschichte gehört habe, war mir sofort klar: Er wird es sicherlich schaffen, weil sein Grund so stark ist, dass er einen Weg finden wird. Und heute fliegt er fleißig durch die Welt und genießt Urlaube mit seiner Familie.

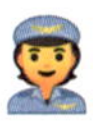

Auf der anderen Seite weiß ich auch, wie es ist, wenn man ein solches Thema nicht angeht. Ein Familienvater mit Flugangst, der bei mir im Seminar war, hat leider erst sehr spät den Entschluss gefasst, etwas dagegen zu unternehmen. Das heißt, in seiner Familie war es schon lange üblich, dass Frau und Kind genau wegen seiner Flugangst getrennt von ihm Urlaub machten. Und es verändert natürlich vieles, wenn man seine Quality Time über Jahre hinweg nicht gemeinsam verbringen kann. Er erzählte mir, dass dies in der Partnerschaft und in der Familie tiefe Narben hinterlassen hat.

Du siehst, letzten Endes sind es nicht die Umstände oder die Flugangst selbst, die uns antreiben weiterzumachen, wenn es mal schwer wird. Es sind die dahinterliegenden Gründe, unser Warum.

Wir wollen nun gemeinsam diese beiden entscheidenden Faktoren für dich festlegen: zum einen dein Ziel und zum anderen den Grund beziehungsweise die Gründe, aus denen du deine Flugangst loswerden willst.

FAKTOR 1: DEIN ZIEL VERSCHRIFTLICHEN

Beginnen wir mit dem Verschriftlichen deines Ziels. Vielleicht hast du schon einmal von der SMART-Methode gehört. Sie ist ein bewährtes Tool, um Ziele klar und strukturiert zu formulieren. SMART steht für:

S = spezifisch
M = messbar
A = attraktiv
R = realistisch
T = terminiert

Nehmen wir den Neujahrsvorsatz „Ich möchte abnehmen“: Er ist ein gutes Beispiel, wie man mit hoher Wahrscheinlichkeit sein Ziel nicht erreicht – weil es nicht nach der SMART-Methode formuliert ist. Beispielsweise fehlt das messbare Ziel mit einem klaren Enddatum. Denn theoretisch wäre das Ziel schon erreicht, wenn du nach dem Schlafen aufstehst, auf die Toilette gehst und dabei minimal an Gewicht verlierst. Derartige Zielstellungen scheitern oft schon an ihrer Formulierung.

Wenn es dein Ziel ist, deine Flugangst loszuwerden, sollte es ein SMARTes Ziel sein:

- **Spezifisch:**
  Hier ist das WIE gemeint, also WIE willst du Deine Flugangst loswerden, z. B.:„Ich möchte meine Flugangst reduzieren, indem ich ziel-

gerichtete Strategien und Techniken erlerne und diese bei meinem nächsten Urlaub in sechs Monaten erfolgreich anwende."

- **Messbar:**
  Da nur du selbst deine Gefühle einschätzen kannst, empfiehlt es sich, hier eine Skala von 10 bis 1 zu verwenden, 10: „Ich fliege auf gar keinen Fall wegen meiner Flugangst." – 1: „Ich liebe Fliegen!" Ein messbares Ziel könnte dann so formuliert sein: „Aktuell befindet sich meine Flugangst auf einer 8 und ich möchte sie in den nächsten sechs Monaten auf eine 5 reduzieren."
- **Attraktiv:**
  Hier steigen wir in das Warum ein. Ein attraktiver Grund könnte zum Beispiel sein: „Ich möchte meine Flugangst überwinden, damit ich den lang ersehnten gemeinsamen Familienurlaub von Anfang bis Ende genießen kann."
- **Realistisch:**
  Hier ein kleines Beispiel: Wenn du morgen einen Marathon laufen sollst, ohne je trainiert zu haben, wird das wohl kaum gelingen. Genauso wenig verschwindet Flugangst mit nur einem Mal Meditieren über Nacht. Erwarte also keine unrealistischen Riesensprünge. Es fällt dir vielleicht noch schwer einzuschätzen, was realistisch ist, da du gerade erst mit den Tools startest. Daher mal ein grober Erfahrungswert aus meinen Seminaren: Es ist realistisch, deine Flugangst innerhalb von zwei bis vier Monaten von einer 7 oder 8 auf eine 5, 4 oder sogar 3 zu senken. Das Ergebnis ist natürlich sehr individuell und hängt davon ab, wie intensiv und regelmäßig du trainierst. Wenn du jedoch über einen Zeitraum von zwei Monaten konsequent daran arbeitest, wäre es nicht ungewöhnlich, wenn du deine Zahl mindestens halbieren kannst.
- **Terminiert:**
  Dein Ziel sollte an ein konkretes Datum geknüpft sein. Ein Zeitraum von zwei bis sechs Monaten ist aus meiner Sicht sinnvoll. Spätestens beim Erreichen des vorbestimmten Termins solltest du dir ein neues SMARTes Ziel formulieren. Am besten erstellst du dir dazu eine Erinnerung in deinem Kalender.

Wenn wir alles zusammenfassen, könnte ein mögliches SMART-Ziel für deine Flugangst so aussehen:

„Ich möchte meine Flugangst bis zu meiner nächsten Urlaubsreise in vier Monaten von einer 8 auf eine 4 reduzieren. Dafür werde ich mindestens an fünf Tagen pro Woche die erlernten Tools anwenden, damit ich den Urlaub von Anfang bis Ende genießen kann."

Nimm dir nun am besten ein paar Minuten Zeit und schreib dir dein SMARTes Ziel auf. Nutze dazu am besten einen Sticker oder Klebezettel, schreibe noch deinen Glaubenssatz dazu und klebe ihn an einen Ort, den du täglich im Blick hast – zum Beispiel an den Badezimmerspiegel oder an eine andere Stelle, die du regelmäßig siehst. So wirst du jeden Tag daran erinnert, worauf du hinarbeitest, und bleibst motiviert, dein Ziel zu erreichen.

Lies dir beides beim Zähneputzen morgens und abends durch. Sprich dein Ziel gemeinsam mit deinen Glaubenssätzen während des täglichen Spaziergangs laut aus. Visualisiere dir deinen Erfolg, wenn du dein Ziel erreicht hast. Und überleg dir: Wie fühlt sich das an? Was siehst und was hörst du? Was sagen deine Liebsten? Und so weiter.

ANPASSUNGSFÄHIG AUF DEM WEG – UNBEIRRBAR IM ZIEL

Dein Ziel muss so sonnenklar für dich sein, dass es keine andere Option gibt, als es zu erreichen. Sei anpassungsfähig auf dem Weg, aber unbeirrbar in deinem Ziel.

Das heißt: Starte so realistisch wie möglich und passe deinen Weg nach circa sechs Wochen noch einmal an, falls du merkst, dass du noch ein paar Stellschrauben in deinem Training verändern kannst. Du solltest aber alles in deiner Macht Stehende versuchen, um dein gesetztes Ziel zu erreichen. Wenn du beim Enddatum dein Ziel nicht ganz erreicht hast, sind zwei Monate mehr Zeit nicht unbedingt sinnvoll. Damit würdest du dich nur selbst austricksen und dein Unterbewusstsein verliert das Vertrauen in deine Zielsetzung. Außerdem ist die Gefahr hoch, dass man dadurch bei der Zielsetzung zu flexibel und das Tool unbrauchbar wird.

Eine gute Faustregel ist: Setz dein Ziel am Anfang ruhig etwas niedriger an, damit du es gut erreichen kannst – aber trotzdem so hoch, dass es attraktiv ist.

Das mag im ersten Moment schwammig klingen, deshalb hier noch ein Beispiel: Wenn dein Ziel ist, nur einmal die Woche zu meditieren, dann ist das sicherlich leicht zu erreichen. Auf Dauer ist es aber nicht attraktiv genug, weil sich nicht viel ändern wird und du trotz erreichtem Ziel wahrscheinlich nicht zufrieden sein wirst. Jeden Tag eine Stunde zu meditieren, ist wiederum sehr hoch, vermutlich zu hoch gegriffen. Es gilt also, die goldene Mitte zu finden.

Das Wichtigste ist, dass dein Ziel zu dir und deinem Leben passt – es muss nicht den Zielen anderer entsprechen. Jeder hat unterschiedliche Startpunkte und ein eigenes Tempo. Jede hat ihr eigenes Leben und auch ihren eigenen Alltag. Deshalb solltest du deine Ziele an deine persönliche Lebenssituation anpassen.

FAKTOR 2: DAS WARUM

Kommen wir nun zum zweiten Faktor, der essenziell für deinen Erfolg ist: das Warum beziehungsweise *dein* Warum!

Wir Menschen werden entweder durch Freude oder durch Schmerz motiviert. Ich kann zum Beispiel regelmäßig ins Sportstudio gehen, weil ich für den nächsten Sommer in Topform sein möchte. Oder ich gehe dorthin, weil ich weiß, dass ich ohne Rückentraining unter starken

Rückenschmerzen leiden werde – vielleicht weil ich bei der Arbeit viel Zeit im Sitzen verbringe. Wir werden also entweder von etwas Positivem angezogen oder wir versuchen, etwas Negatives zu vermeiden. So einfach ticken wir Menschen.

Was, glaubst du, ist stärker? Das positive oder das negative Warum?

Wahrscheinlich ahnst du es schon: Studien zeigen, dass der Schmerz zwei- bis dreimal stärker motiviert als Freude.

Bleiben wir beim Thema Fitnessstudio. Zu welchem Zeitpunkt im Jahr ist dort am meisten los? Genau, im Januar, dem beliebtesten Monat, um neue Vorsätze anzugehen. Dabei steht oft das negative Warum im Vordergrund, zum Beispiel, dass die über Weihnachten zugenommenen Pfunde wieder runter sollen. Das positive Warum, dass der Körper langfristig gestärkt und fit gehalten wird, spielt hier erstmal eine untergeordnete Rolle.

Was motiviert also im ersten Schritt mehr? Ganz klar, der Schmerz beziehungsweise die Angst vor dem Schmerz. Das negative Warum eignet sich aber eher für die kurzfristige Motivation, denn schon nach wenigen Wochen im neuen Jahr leeren sich die Fitnessstudios allmählich wieder. Das positive Warum ist langfristig gedacht viel wichtiger, um dauerhaft am Ball zu bleiben und seine Ziele nicht aus den Augen zu verlieren. Denn das wird dich im Endeffekt kontinuierlicher ins Fitnessstudio bringen, als die kurzfristige, negativ begründete Motivation. Wichtig ist also vor allem etwas, das du mit Sicherheit bereits hast: eine gute Vorstellungskraft.

DEINE POSITIVEN GRÜNDE FINDEN

Wir erstellen uns jetzt drei positive Gründe (Freude) und drei negative Gründe (Schmerz) aus verschiedenen Lebensbereichen – zum Beispiel: Partnerschaft, Familie, Beruf, Freundinnen und Freunde, Gesundheit, Bildung, Freizeit, Finanzen, persönliche Entwicklung et cetera.

Ein positiver Grund könnte die lang ersehnte Flugreise zu deinem absoluten Traumziel sein – egal ob nach Hawaii oder in die Antarktis. Entscheidend ist, dass dieser Grund bei dir eine starke emotionale Resonanz auslöst. Ein Ausflug nach Gelsenkirchen ist sicherlich auch schön, aber wahrscheinlich bekommst du beim Gedanken daran keine Gänsehaut. Aber stell dir vor, wie du am Waikiki Beach liegst und einen schönen Cocktail namens Lava Flow trinkst. Dabei genießt du die Sonne und schaust den Surfern dabei zu, wie sie die Wellen bezwingen. Oder stell dir vor, wie du vor der Freiheitsstatue in New York stehst und anschließend auf der 5th Avenue flanierst. Oder wie du in Südafrika Löwen und Elefanten in der Wildnis begegnest, die knapp vor dir majestätisch vorbeiziehen. Es gibt so viele wunderschöne Orte auf dieser Erde, die nur darauf warten, entdeckt zu werden – was ist dein persönliches Traumziel?

Schreib es auf und mach es zum ersten positiven Grund auf deiner Liste. Diesen Grund könntest du im Lebensbereich „persönliche Entwicklung" (Angstüberwindung) oder ganz einfach „Freizeit & Spaß" einordnen.

Nehmen wir als Nächstes die Familie oder die Partnerschaft. Welche Reise würde jetzt anstehen, die ihr in der Vergangenheit nicht gemacht habt, weil deine Flugangst im Weg stand? Wohin würde es gehen und vor allem: Wie würde sich diese Reise auf deine Beziehung zu deiner Familie oder deinem Partner auswirken? Was wären die langfristigen Folgen? Könnte euch diese Reise wertvolle Quality Time schenken, die euch näher zusammenbringt?

Falls du Kinder hast: Wie würde sich die Beziehung zu ihnen ändern, wenn du ihnen wortwörtlich die Welt zu Füßen legen könntest? Du kennst sicherlich den Spruch: „Kinder hören nicht auf das, was wir sagen, sondern sie schauen darauf, was wir tun." Was könnten deine Kinder von dir lernen, wenn sie mit eigenen Augen sehen, wie du deine Flugangst überwindest?

Du merkst, es geht hier nicht um ein einzelnes Wort, sondern um eine Geschichte, einen kurzen Film in deinem Kopf, der zum Leben erweckt werden soll. Quasi ein Video, das du in deinem Geist abspielst: lebendige Bilder, die dich emotional berühren und positiv bewegen.

Such dir drei ganz besonders starke emotionale Gründe aus. Und wenn einer dieser Gründe wahr wird – zum Beispiel, weil du die Reise tatsächlich erlebst –, such dir sofort den nächsten starken Grund und notiere ihn. Führe dafür ein Erfolgstagebuch, in dem du all deine Glaubenssätze, SMARTen Ziele und erreichten Meilensteine festhältst. Nutze dieses Tagebuch nicht nur zur Motivation, sondern auch als Tracker, um deine täglichen Trainingserfolge zu dokumentieren. So wird es zu einem wertvollen Begleiter auf deinem Weg, deine Flugangst Stück für Stück hinter dir zu lassen. Darauf kommen wir auch später noch mal zurück.

DEINE NEGATIVEN GRÜNDE FINDEN

Kommen wir nun zu den negativen Gründen – den schmerzhaften Gründen, die, wie du weißt, noch stärker motivieren als die positiven. Und auch hier geht es darum, eine kurze emotionale Geschichte aufzuschreiben. Versuche nicht, einfach nur das Gegenteil der positiven Storys zu Papier zu bringen, sondern wirkliche starke negative Schmerzpunkte und die Folgen, die sie in deinem Leben haben könnten. Ich weiß, dass die meisten eine sehr blühende Vorstellungskraft haben, wenn es um das Thema Flugangst geht. Warum nicht dieses Talent für sich nutzen, sowohl für die positiven als auch für die negativen Gründe?

Was würde passieren, wenn deine Flugangst dich vom Fliegen abhält und du keine Urlaubsreisen mehr machen könntest? Überlege, wie das dein persönliches Gemüt beeinflussen würde. Würdest du dich eingeschränkt fühlen, vielleicht sogar frustriert, weil dir ein Stück Freiheit fehlt? Und jetzt überleg noch weiter: Wie würdest du darüber denken, wenn du am Ende deines Lebens zurückblickst? Würdest du etwas bereuen? Was für Folgen hätte das auf deine Partnerschaft, auf die Beziehung zu deinen

Kindern? Was wäre, wenn du deine Ängste auf deine Kinder überträgst, weil du nie ernsthaft etwas gegen deine Angst unternommen hast? Was ist mit deinem Beruf? Hast du womöglich Chancen in deinem Berufsleben verpasst, weil du keine Flugreisen antreten konntest? Was ist, wenn sich der ständige Stress durch die Flugangst auf deine mentale und physische Gesundheit niederschlägt? Was hat das für langfristige Folgen? Denn lass uns ehrlich sein: Was wir uns mit unseren Ängsten selbst antun, erzeugt enormen Stress – sowohl mental als auch körperlich. Und das ist sicherlich nicht förderlich für die Gesundheit.

Welche Gründe du auch immer findest, sie sollten für dich hochemotional sein, aber dich nicht mit unnötigem Schmerz oder Schuldgefühlen belasten. Es geht nicht darum, dich schlecht zu fühlen, sondern darum, dir klarzumachen, warum es sich lohnt, durch das unvermeidbare „Tal der Tränen“ zu gehen. Schwierige Momente werden so oder so auf dich zukommen. Deshalb ist es so wichtig, vorbereitet zu sein. Du solltest deine Gründe kennen und sie verinnerlicht haben, damit du eine starke Antwort parat hast, wenn deine innere Stimme dich überreden will aufzugeben.

Diese Gründe müssen so stark sein, dass es gar keine andere Möglichkeit gibt, als dein Ziel zu erreichen. Entweder wirst du von einem positiven Grund so stark angezogen oder du möchtest mit aller Macht vermeiden, einen bestimmten Schmerz (erneut) zu erleben. Sei ganz ehrlich zu dir selbst und halte dich an deine eigenen Worte. Dadurch steigt dein Selbstvertrauen, dein Selbstwertgefühl und auch deine eigene Widerstandsfähigkeit.

DEINE GRÜNDE IN DIE TAT UMSETZEN

Kombiniere deine Gründe am besten mit dem täglichen Spaziergang und führe alles im Wechsel durch: erst der neue positive Glaubenssatz, dann dein SMARTes Ziel, dann ein positiver Grund (die Story) und zum Schluss der negative Grund (auch eine Story). Dann beginnst du wieder von vorne mit dem Glaubenssatz und dem Ziel und nimmst im

Anschluss die nächsten zwei Gründe (positiv und negativ) hinzu. Wenn du drei Runden geschafft hast, bist du wahrscheinlich schon bei etwa zehn Minuten Spazierengehen.

Noch ein wichtiger Hinweis:

Es ist essenziell, dass du das Ganze nicht nur schüchtern vor dich hin nuschelst, sondern es dir wahrhaft vorstellst, damit du wirklich emotional davon berührt wirst. Du weißt ja, Wiederholungen sind wichtig und dein Unterbewusstsein unterscheidet nicht zwischen Wahrheit und Fiktion.

Du hast jetzt genug Tools an der Hand, um mit deinem Training zu beginnen. Nutze diese Werkzeuge und deine Vorstellungskraft, um Positives in dein Leben und das deiner Liebsten zu bringen. Wir setzen uns oft mehr für andere ein, als wir es für uns selbst tun würden. Lass dich davon inspirieren, diese Energie auch für dich selbst einzusetzen. Wie Gandhi schon sagte:

„Sei die Veränderung, die du dir wünschst für die Welt.“

Am Ende gebe ich dir in Kapitel 8 noch mal einen Überblick über alle Tools und darüber, wie du sie am besten in deinen (All-)Tag einbauen kannst.

7 BONUS-TOOLS AUS DER FLIEGERWELT

Ich möchte dir zusätzlich zu den bisher besprochenen Tools noch weitere mit an die Hand geben, die ich aus der Fliegerwelt mitgebracht habe. Legen wir los!

BEGINNEN WIR MIT PPPPPP

Was? Noch mehr Buchstaben? Keine Sorge!

Hier die kurze Hintergrundstory: Damals in meiner Flugschule haben wir in der Praxisphase sämtliche Arten von Anflügen trainiert. Das hat unglaublich viel Spaß gemacht, war aber als Newbie natürlich ein herausforderndes Training. Eines Tages erlebte ich jedoch das, was ich als „Tal der Tränen“ bezeichne: Nichts lief wie geplant, meine Erwartungen an mich selbst konnte ich nicht erfüllen. Es war einfach ein schlechter Tag mit schwacher Performance – aber natürlich war alles sicher und es bestand keine Gefahr.

Mein Fluglehrer meinte nur: „Ganz klar sechsmal P!“ Ich habe das natürlich erst nicht verstanden und dachte schon, ich hätte beim Lernen irgendetwas übersehen. Dann klärte mich mein Fluglehrer auf:

Sechs Ps stehen für *Proper Planning Prevents Piss Poor Performance*. Übersetzt heißt das ungefähr so viel wie: Gute Planung verhindert schlechte Leistung.

Und er hat als erfahrener Fluglehrer natürlich sofort erkannt, was das Problem war. Wir nennen das in der Fliegerei „Complacency". Die deutsche Entsprechung des Begriffs trifft es meiner Meinung nach nicht ganz genau, aber es geht in die Richtung Selbstgefälligkeit, Bequemlichkeit oder Sorglosigkeit. Ich war einfach zu selbstgefällig in meiner Vorbereitung und das führte dann zu meiner schlechten Performance an diesem Tag – und zu meiner eigenen Unzufriedenheit.

Und auch heute ist es noch so, dass die Flugdurchführung besser sein wird, je besser ich mich auf den Flug vorbereite.

WAS „BEQUEMLICHKEIT" MIT FLUGANGST ZU TUN HAT

Was hat das mit deiner Flugangst zu tun? Ganz einfach: Du solltest dich ordentlich auf deinen Flug vorbereiten und den nächsten Flug nicht so angehen wie die vorherigen, falls es welche gab. Denn das wäre eine Form von Bequemlichkeit beziehungsweise Complacency.

Was meine ich damit konkret? Die meisten Menschen mit Flugangst, die trotzdem den Mut aufbringen, in ein Flugzeug zu steigen, verlassen sich auf das Prinzip Hoffnung:

- „Hoffentlich habe ich Glück und komme sicher an."
- „Hoffentlich gibt es keine Turbulenzen."
- „Hoffentlich bekomme ich keine Panikattacke."
- „Hoffentlich überlebe ich das."

Es ist zur Gewohnheit geworden, sich vor dem Flug schon selbst zu stressen – was oft sogar zu körperlichen Symptomen wie kaltem Schweiß oder Magenproblemen führt. Im Urlaub selbst hängt dann der Rückflug wie ein Damoklesschwert über dem Kopf und macht jede Erholung sofort zunichte. Und auf dem Rückflug läuft dann das gleiche Prinzip des „Hoffentlich, hoffentlich, hoffentlich ..." ab.

DER SCHLÜSSEL: GUTE VORBEREITUNG

Nutze stattdessen das Sechs-P-Prinzip, um deinen Flug bestmöglich vorzubereiten. Plane ihn so gründlich, dass deine innere Stimme gar keine Gelegenheit hat, negative Gedanken zu entwickeln. Denk auch an mögliche Abweichungen und Alternativen: Was wirst du tun, falls sich die Flugzeit beispielsweise durch starken Gegenwind verlängert? Überlass nichts dem Zufall.

Hier noch mal der Hinweis, dass es nicht darum geht, etwas zu unterdrücken oder herunterzuschlucken. Der Sinn ist, sich bewusst auf etwas anderes zu fokussieren. Und das am besten schon zu planen, bevor man emotional wird, sprich: Bevor die Angst da ist.

> Ein Beispiel, wie mir das Sechs-P-Prinzip in einem anderen Kontext geholfen hat: Als ich mich in jungen Jahren auf einen Halbmarathon vorbereitet habe, hatte ich eine Playlist, die von den Beats per Minute genau auf mein Lauftempo angepasst war und genauso lang war wie die gewünschte Zielzeit. So wusste ich bei jedem Song, wie viele Kilometer ich schon geschafft hatte und wie viele noch auf mich zukamen. Ich habe diese Playlist nicht nur während des Lauftrainings gehört, sondern auch zwischendurch und konnte mich so immer wieder in das Training und den Halbmarathon hineinversetzen.

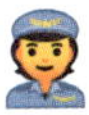

Nutze bei der Vorbereitung alles, was für dich funktioniert – zum Beispiel Musik, Atemübungen, ein gutes Buch oder spannende Filme und Serien. Vergiss aber nicht, auch etwas Aktives einzuplanen, um möglichen Stress abzubauen. Das kann ein Handmuskeltrainer, ein Stressball oder etwas Kreatives wie Zeichnen oder Malen sein. Auch Sitzyoga ist eine großartige Möglichkeit, dich zu entspannen und deine innere Ruhe zu bewahren. Egal, wofür du dich entscheidest: Ersetze das Prinzip Hoffnung durch das Sechs-P-Prinzip und gehe planvoll vor.

STRESSRUCKSACK

Vielleicht hast du schon mal von einem Stressrucksack gehört? Dieses Konzept wurde mir vor vielen Jahren beim Fliegen beigebracht und ich würde es dir gerne mitgeben, damit du dich noch besser auf deine Flüge vorbereiten kannst.

Jeder Mensch hat einen gewissen Stresslevel, den er oder sie gut bewältigen kann und mit dem er oder sie dennoch in der Lage ist, gute Leistungen abzuliefern. Tatsächlich braucht man sogar Stress und Druck, um eine Top-Performance abzurufen. Doch es gibt eine Grenze – überschreiten wir die, nimmt der Stress überhand und wir sind nicht mehr in der Lage, klar zu denken oder effektiv zu handeln.

Menschen, die sich selbst gut kennen und bereits viele stressige Momente gemeistert haben, spüren oft, wann dieser Punkt erreicht ist. Doch für viele bleibt diese Grenze schwer greifbar, denn es ist nicht immer leicht abzuschätzen, wie viel Stress eine Situation tatsächlich mit sich bringt.

WIE DEIN STRESSRUCKSACK FUNKTIONIERT

Stell dir also vor, du hast einen unsichtbaren Rucksack auf dem Rücken, der jeden Tag mit Stress gefüllt wird und niemals leer ist. (Ihn zu leeren, ist auch nicht das Ziel, da wir Menschen wie gesagt auch Druck brauchen, um gute Leistungen zu bringen.) Seine Größe variiert je nach Schlaf, Bewegung und Resilienz, ist also auch von der Tagesform abhängig. Wann immer wir eine stressige Situation erleben beziehungsweise auch fühlen, wird er gefüllt. Und irgendwann ist er so voll, dass wir nicht mehr in der Lage sind zu reagieren. Im Schlimmstfall werden wir handlungsunfähig, wenn unser Körper und unser Geist in eine Art Standby-Modus schalten. Meist sehen wir dabei nur das auslösende Ereignis, das den Rucksack überquellen lässt, und nicht die vielen kleinen Stressfaktoren, die sich zuvor angesammelt haben.

Wenn du zum Beispiel genau weißt, welches Erlebnis deine Flugangst ausgelöst hat, denk kurz darüber nach: Versetze dich in die Zeit davor. Oft zeigt sich, dass dein Rucksack da bereits voll war – vielleicht warst du in einer stressigen Lebensphase und der Flug war nur der Auslöser, der das Fassungsvermögen des Rucksacks überstieg.

Wie können wir den Stressrucksack kontrollieren? Es gibt viele Dinge, auf die wir keinen Einfluss haben. Als Airline-Pilot zum Beispiel das Wetter oder die Menschen, mit denen ich an diesem Tag zusammenarbeite. Aber es gibt Dinge, auf die ich sehr wohl Einfluss nehmen kann, etwa wie stressig meine Anfahrt zum Dienst wird. Ich könnte mich hetzen und knapp vorm Dienst erscheinen. Hoffen, dass es keinen Stau gibt und ich einen Parkplatz finde. Oder ich könnte ganz entspannt mit ausreichend Puffer ankommen, mir eine Tasse Tee gönnen und in Ruhe mit der Flugvorbereitung beginnen. Ich weiß nämlich, dass ich einen Puffer brauche, falls unerwartete stressige Situationen auftreten – gerade solche, auf die ich keinen Einfluss habe.

DEINEN STRESSRUCKSACK AUF DEN NÄCHSTEN FLUG VORBEREITEN

Was heißt das für dich und deinen Stressrucksack vor deinem nächsten Flug? Zunächst einmal solltest du bei der Buchung die Flugzeiten sorgfältig wählen (falls das möglich ist). Achte darauf, Zeiten auszuwählen, die deinem Biorhythmus entsprechen. Vermeide Umsteigeverbindungen, weil es beim Fliegen immer mal zu Verspätungen kommen kann.

Ist dein Flug gebucht, steht die Vorbereitung zu Hause an: Beginne rechtzeitig mit dem Packen – sowohl für das aufgegebene Gepäck als auch dein Handgepäck. Am besten bist du damit mindestens zwei bis drei Tage vor dem Flug fertig. Erstell dir eine Checkliste, um sicherzugehen, dass du nichts vergisst, und benutze zum Beispiel Packing-Cubes, einen praktischen, rechteckigen Beutel, um den Überblick zu behalten und deinen Koffer effizient zu packen. Sie helfen dir auch vor Ort, deine Sachen schneller zu finden und zu sortieren. Lass auf jeden Fall etwas Platz im Koffer, denn oft ist der Koffer auf dem Rückweg voller, weil du vor Ort noch etwas gekauft hast.

Speziell beim Handgepäck gibt es drei Dinge, die du immer griffbereit haben solltest:

- deinen Reisepass (bei Reisen außerhalb des Schengen-Raums),
- Bargeld beziehungsweise Bezahlkarten und
- dein Ticket beziehungsweise dein Handy, da heutzutage fast alles elektronisch und digital abläuft.

Vergiss nicht, ein kleines Ladekabel und eine Powerbank einzupacken. So bist du nicht gestresst, wenn du unterwegs auf dein Smartphone angewiesen bist, aber der Akku schlappmacht.

> Vielleicht klingt das schräg, aber meine größte Angst beim Fliegen ist, nicht genug zu essen dabeizuhaben. Daher stecke ich mir meist etwas zu essen ein und eine leere Trinkflasche (es gibt oft Wasserspender nach der Sicherheitskontrolle im Flughafenbereich). Und das würde ich dir auch empfehlen, denn wenn du hungrig bist, steigt der Stresslevel schneller – was du mit ein paar Snacks leicht vermeiden kannst.

In der Woche vor dem Flug solltest du dich körperlich gut verausgaben, damit machst du in deinem Stressrucksack mehr Platz. Und am Abflugtag selbst solltest du Koffein, Alkohol et cetera meiden, da sie deinen Stresslevel erhöhen und damit auch deine Flugangst.

Vermeide mögliche Stresssituationen sowohl am Tag vor dem Flug als auch am Reisetag selbst. Identifiziere im Voraus stressige Szenarien und plane entsprechende Gegenmaßnahmen. Dein Ziel ist es, ausgeruht und mit möglichst viel Platz im Stressrucksack in den Flieger zu steigen.

> 💡 Übrigens ist das ein Konzept, das wir bei unserer Airline täglich praktizieren: TEM = „Threat and Error Management". Dabei identifizieren wir mögliche Gefahrenquellen und entwickeln entsprechende Gegenmaßnahmen. Ein Beispiel: Wenn am Zielflughafen ein Gewitter mit einer Wahrscheinlichkeit von 30 Prozent vorhergesagt wird, planen wir als Gegenmaßnahme, mehr Kerosin zu tanken. So haben wir die Möglichkeit, abseits des Gewitters in der Warteschleife zu auszuharren, falls es notwendig wird.

Zu guter Letzt: Plane unbedingt deine Anreise zum Flughafen mit ausreichend Puffer. Eventuell macht es sogar Sinn, am Abend vorher anzureisen und in der Nähe des Flughafens zu übernachten. Zudem kannst du dir an manchen Flughäfen einen Fast Track Pass für die Security besorgen. Damit sparst du Lebenszeit und reduzierst gleichzeitig deinen Stresslevel.

CHAIR FLYING

Kommen wir nun zur Vorbereitung für den Flug selbst – genauer gesagt dazu, was du tun kannst, wenn du dich in Situationen wiederfindest, die normalerweise für dich stressig sind und viele Angstgedanken hervorrufen.

Du erinnerst dich noch an meinen Fluglehrer mit den sechs Ps? Was habe ich damals gemacht, um mich auf die nächste Flugstunde vorzubereiten? Das sogenannte Chair Flying, was du bereits aus dem Abschnitt „Mentales Training“ kennst (siehe Seite 49).

Es ist ein Tool, das viele Piloten und Pilotinnen nutzen – besonders während der Ausbildung, aber auch später bei der Vorbereitung auf ein neues Flugzeugmuster oder einen Simulatorcheck.

SIMPEL UND EFFEKTIV: MENTALES TRAINING

Wir setzen uns dafür auf einen Stuhl und tun so, als säßen wir im Cockpit. Wir betätigen alle Tasten und führen ungefähr dieselben Bewegungen mit den Händen durch wie im echten Cockpit, damit sich unsere Muskeln an die Wege erinnern können.

> Du kennst sicher das Phänomen des Muskelgedächtnisses: Durch Wiederholungen von Bewegungen und Wegen können wir Abläufe automatisieren. Ein gutes Beispiel dafür ist das Finden des Lichtschalters im Dunkeln. Wir wissen ungefähr, wie weit der Schalter vom Bett entfernt ist und in welcher Höhe er sich befindet, sodass wir ihn quasi blind betätigen können, um das Licht einzuschalten.

Chair Flying ist jedoch nicht nur ein Training für das Muskelgedächtnis, sondern auch fürs Gehirn: Wir versuchen, Abläufe zu wiederholen und Szenarien durchzuspielen, damit wir diese im echten Leben automatisiert durchführen können. Damals habe ich so meine Anflüge trainiert – zu Hause auf einem Stuhl bin ich die verschiedenen Anflüge durchgegangen, als säße ich wirklich im Flugzeug. Dabei habe ich den gesamten Ablauf in seine Einzelteile zerlegt und Schritt für Schritt geübt:

- Was mache ich wann?
- Welchen Schalter bewege ich wann?

- Welche Steuerdrücke (Kräfte, die ein Pilot auf Steuerorgane wie Steuerhorn, Knüppel oder Pedale ausübt) brauche ich ungefähr, um das Flugzeug in die gewünschte Lage zu bringen?
- In welcher Höhe möchte ich welche Flugzeugkonfiguration haben?
- Welche Geschwindigkeit habe ich zu diesem Zeitpunkt?
- Wie viel Schub benötige ich dafür?
- Was ist, wenn die Fluglotsin eine Geschwindigkeit vorgibt?

Man spart sich dadurch sehr teure Flugstunden und das Training läuft viel schneller und erfolgreicher ab. Dieses Konzept wird übrigens auch von vielen Spitzensportlern und -sportlerinnen angewendet – und oft ist es genau das, was den entscheidenden Unterschied ausmacht.

Ein tolles Beispiel ist Michael Phelps, der Spitzenschwimmer mit 23 olympischen Goldmedaillen. Das war bei den Olympischen Spielen in Peking 2008 im Finale des 200-Meter-Schmetterlingschwimmens. Während der ersten Meter des Rennens begann Wasser in seine Brille zu laufen – bis er schließlich gar nichts mehr sehen konnte. Normalerweise würde eine solche Situation enormen Stress auslösen, besonders in einem Olympiafinale, in dem es oft um Hundertstelsekunden geht. Dennoch blieb Phelps ruhig, schwamm das Finale zu Ende – und gewann als Olympiasieger, sogar mit neuem Weltrekord. Erst später, in einem Interview, kam heraus, was passiert war. Alle wollten natürlich wissen, wie er es geschafft hat, in so einer Situation ruhig zu bleiben und trotzdem zu gewinnen.

Die Antwort war jahrelanges mentales Training. Er wusste ganz genau, wie viele Züge er pro Bahn benötigte und wann er die Wende durchzuführen hatte. Er hatte sich das Rennen so oft visualisiert, so dass er auch fast blind genau wusste, wo er sich befand.

MENTALES TRAINING GEGEN FLUGANGST

Du kannst mithilfe dieses Trainings in Gedanken Abläufe und Situationen durchspielen, ohne dass du dir jedes Mal ein Flugticket kaufen musst. Geh in Gedanken Situationen und Szenarien durch, in denen du Flugangstgedanken bekommen hast. Doch anstatt in der Angstspirale nach unten abzudriften, setzt du dich aufrecht hin und überlegst dir, welche von den Tools du anwenden möchtest, um die ersten Anzeichen von Flugangst(gedanken) zu kontrollieren:

- Willst du vielleicht die Augen schließen und eine Meditation über deine Kopfhörer hören?
- Willst du deinen Stressball drücken und deine neuen Glaubenssätze und Ziele aufsagen?
- Nimmst du einen Bleistift zwischen die Lippen und musst innerlich lachen, weil du merkst, dass das albern ist und dennoch die Glückshormone kommen?
- Was machst du, wenn eines der Tools nicht den gewünschten Effekt hat? Was ist dein Plan B?

Leg dir für jede Situation einen Plan zurecht und, wenn machbar, auch einen Back-up-Plan. Sobald der leiseste Angstgedanke aufkommt, sollte dein Plan automatisch ablaufen – fast wie ein Autopilot, der die Kontrolle übernimmt.

WIE ES WEITERGEHT

Du hast jetzt jede Menge Tools kennengelernt und viel Wissen getankt. Nun geht es an die Umsetzung. Ich habe dir die Tür gezeigt, hinter der das Fliegen mit Spaß und Freude wartet. Du musst nur noch hindurchgehen, indem du fleißig trainierst. Das Ganze ist kein Sprint, sondern ein Marathon und ein Stück weit ist der Weg selbst das Ziel. Dabei muss das Training zu deinem Alltag passen. Es ist dein Leben und auch deine Entscheidung, wie du das Ganze für dich umsetzt.

Am Ende des Weges warten ein wahres Wunder und eine tolle Belohnung auf dich – nämlich das Wissen, wie du wieder das Kommando in deinem Cockpit übernehmen kannst.

8 DEIN TRAININGSPLAN

„Aller Anfang ist schwer“, heißt es. Und deshalb kommt hier zum Abschluss eine Übersicht der Tools und meine Empfehlung, wie du mit dem Training starten kannst.

Falls du die Übungen zu den Glaubenssätzen, Zielen und Gründen noch nicht gemacht hast, dann trag dir einen verbindlichen Termin dafür im Kalender ein. Die Zeit solltest du dir unbedingt nehmen, um die Grundlage für dein Training zu legen.

TRAININGSROUTINE AM MORGEN

Beim täglichen Training startest du mit der Meditation, am besten gleich morgens, wenn dein Kopf noch ganz frisch ist. Mach es dir zur Gewohnheit, deine Trainings zu tracken, am besten schriftlich. Nutze dafür ein kleines Notizbuch oder dein Erfolgstagebuch.

Verknüpfe die Eine-Minute-Lächeln-Übung und die Eine-Minute-Siegerpose (siehe Seiten 135–136) mit einer bereits bestehenden Gewohnheit, um sie leichter in deinen Alltag zu integrieren, zum Beispiel vor und nach dem Zähneputzen:

Vor dem Zähneputzen: Lächle dich für eine Minute im Spiegel an oder halte die Zahnbürste locker zwischen die Zähne, um automatisch zu lächeln.

Nach dem Zähneputzen: Nimm für eine Minute die Siegerpose ein – stell dich aufrecht hin, hebe die Arme triumphierend und spüre dem positiven Gefühl nach.

Aktives Gehen: Auch die zehn Minuten aktives Gehen empfehle ich dir gleich morgens. Deine innere Stimme wird dir vermutlich alte Glaubenssätze einflüstern, um deinen Erfolg zu sabotieren. Für all die möglichen Ausreden, die dein Kopf sich einfallen lassen könnte – wie „Ich habe keine Zeit“ oder „Das Wetter ist schlecht“ – planst du am besten schon jetzt Gegenmaßnahmen ein, damit du gar nicht erst ins Stolpern und Zweifeln gerätst.

Während des Gehens: Wiederhole den Ablauf in mehreren Runden. Beginne jedes Mal mit deinem neuen positiven Glaubenssatz, sage ihn dir vor, visualisiere und fühle ihn. Danach wiederhole dein SMARTes Ziel und ergänze jeweils einen positiven und einen negativen Grund, der dich antreibt. Anschließend startest du eine neue Runde mit Glaubenssatz, Ziel und weiteren positiven/negativen Gründen. Wiederhole das Ganze für drei Runden, sodass du immer wieder neue Aspekte durchlebst. Nach drei Durchgängen sollten die zehn Minuten vorbei sein.

WEITERE BAUSTEINE DES TRAININGS

Wenn du deine morgendliche Trainingsroutine aufgenommen hast, bist du auf einem sehr guten Weg. Hier noch mal eine Übersicht über die weiteren Tools, die hinzukommen.

Nimm dir abends vor dem Schlafengehen eine Minute Zeit, um Dankbarkeit zu fühlen. Überlege dir, was der Tag dir gebracht hat und wofür du dankbar sein kannst. Schreib dir ein bis drei Dinge auf – es können auch Kleinigkeiten sein.

Im nächsten Schritt schreibst du dir deine Trainingserfolge und auch sonstige gute Taten und Leistungen in dein Erfolgstagebuch. So trainierst du deinen Fokus auf die positiven Dinge in deinem Leben, ohne die negativen zu verdrängen.

Für das Training in Gedanken (Chair Flying) empfehle ich dir, zu Beginn etwa 15 Minuten einzuplanen und es zwei- bis dreimal die Woche zu wiederholen. Überleg dir, was du tun möchtest, wenn du einen bestimmten Angstgedanken hast. Setz dich auf einen Stuhl und übe Chair Flying, um dein Gehirn auf diese Situationen vorzubereiten.

Wenn du das Ganze für etwa 66 Tage konsequent durchziehst, wirst du dich selbst kaum wiedererkennen – und auch deine kleine innere Stimme wird sich zum Positiven verändern.

HÄUFIGE FEHLER BEIM TRAINIEREN – UND WIE DU SIE VERMEIDEST

Die folgenden Fehler sehe ich sehr häufig bei meinen Teilnehmerinnen und Teilnehmern, die anfangs erfolgreich gestartet sind und trotzdem wieder in alte Muster und Gewohnheiten zurückfallen.

Damit dir das nicht passiert, stelle ich dir an dieser Stelle noch die drei häufigsten Fehler vor – und wie du sie umgehst.

AUF DEN PERFEKTEN STARTPUNKT WARTEN

Der perfekte Zeitpunkt, um zu starten, wird wahrscheinlich nie kommen. Er liegt eigentlich schon in der Vergangenheit, aber da wussten wir es noch nicht besser. Und die Vergangenheit ist vergangen, also bleibt der zweitbeste Zeitpunkt: *jetzt*. Nicht morgen oder eventuell nächsten Monat, sondern immer jetzt! Und das sage ich als jemand, der, wenn es einen Doktortitel in Prokrastination gäbe, wahrscheinlich schon mindestens zwei davon hätte. Wenn du wirklich etwas verändern möchtest, warte nicht auf den perfekten Zeitpunkt – lege direkt los.

Hast du schon mal von der 72-Stunden-Regel gehört? Sie besagt, dass die Wahrscheinlichkeit, dein Ziel zu erreichen, drastisch sinkt, wenn du nicht innerhalb der ersten 72 Stunden ins Handeln kommst. Dafür genügt schon ein winziger Schritt, wie zum Beispiel, einen Termin mit dir selbst auszumachen, der in den nächsten 72 Stunden stattfindet, um die ersten Schritte zu unternehmen.

AUFGEBEN ODER AUFHÖREN

Oft fahren Menschen nach anfänglichem Erfolg und ein paar guten Flügen ihr Training zurück oder stellen es sogar ganz ein. Wenn dann doch wieder ein Flug ansteht, versuchen sie, kurz vorher noch etwas zu tun.

Doch es ist ähnlich wie mit dem Zähneputzen: Es bringt nichts, an einem Tag 20 Minuten lang zu schrubben und den Rest der Woche gar nicht.

Versuch daher, nicht nur für einen einzelnen Flug zu trainieren, sondern das Fliegen zu lieben. Stell es dir vor wie beim Sport: Du kannst dich auf einen einzelnen Halbmarathon vorbereiten – oder du kannst stattdessen sagen, dass du ein Läufer werden möchtest. Im zweiten Szenario wird es zu einer Lebenseinstellung, die über das einzelne Event hinausgeht. Also, komm auf die Sonnenseite des Fliegens und lerne, es zu lieben. Es lohnt sich!

NICHT MIT VOLLEM FOKUS TRAINIEREN

Nach einer gewissen Zeit schleicht sich eine Routine ein, die gut und auch ein Teil des Trainingserfolgs ist. Oft gehen dabei aber der Fokus und das Bewusstsein verloren: Übungen werden nur noch abgehakt, Glaubenssätze ohne echtes Gefühl wiederholt.

Wenn dir das auffällt, ist das bereits ein großer Schritt, denn du kannst dann aktiv gegensteuern. Überlege dir: Was kannst du tun, um fokussierter und bewusster in einer Situation zu sein? Vielleicht hilft dir frische Luft, zum Beispiel beim Meditieren? Oder eine kalte Dusche? Eventuell hilft dir eine Checkliste für deinen Spaziergang, bei der jeder zweite Punkt fragt: „Bist du gerade fokussiert und bewusst bei der Sache?“

Wenn es dir gelingt, diese drei großen Stolpersteine zu vermeiden, steht dem Erreichen deines Ziels nichts mehr im Weg!

9 OVER AND OUT

Wir sind jetzt am Schluss angekommen und ich möchte mich von ganzem Herzen bei dir bedanken. Ich hoffe sehr, dass du dein neues Wissen und die Tools erfolgreich anwenden kannst. Für mich ist es eine große Herzensangelegenheit, den „Fliegervirus“ weiter zu verbreiten, denn Fliegen ist für mich eine Leidenschaft. Deshalb wünsche ich mir, dass es auch deine wird. Fliegen öffnet uns neue Türen zu neuen Kulturen und Landschaften, aber auch zu alten (und neuen) Freunden und Familienmitgliedern. Es verbindet Gesellschaften und hält die Weltwirtschaft am Laufen. Und vom ersten Tag an, seit die Gebrüder Wright am 17. Dezember 1903 den ersten Flug erfolgreich absolviert haben, hat die Faszination der Menschen für das Fliegen nicht abgenommen.

„Du kannst deine Angst vor dem Fliegen überwinden, wenn du lernst, die Freiheit über den Wolken zu lieben.“ (Unbekannt)

In diesem Sinne wünsche ich dir viel Spaß und Erfolg beim Training und, wie wir Fliegerinnen und Flieger zu sagen pflegen:

Always happy landings!

Dein Cockpitbuddy Suk-Jae

DANK

Zunächst möchte ich meiner Frau Jaein für unsere Beziehung und unsere Ehe danken. Danke für das schönste Geschenk in unserem Leben – unsere beiden wundervollen Söhne.

Danke an meine beiden Söhne Jinu und Seonu. Möge der Wind immer sanft unter euren Flügeln wehen und euch sicher zu euren Zielen tragen.

Danke an meine Schwester Sung-Mi und meinen Schwager Karsten für die zwei besten Nichten, die man sich als Onkel wünschen kann.

Danke an Enie und Yuna für die wunderschönen Familienmomente.

Danke an meine Schwiegereltern, die besten Babysitter auf dieser Welt.

Danke an alle Teilnehmerinnen und Teilnehmer meines Seminars. Danke für euer Vertrauen. Ohne euch wäre dieses Buch wohl nie entstanden.

Danke an Jana, Hanna und Léa von Community Editions und natürlich auch an die Lektorinnen und Lektoren, die mit meiner schwäbisch-koreanischen Rechtschreibung zurechtkommen mussten.

GLOSSAR

ATC (Air Traffic Control): Flugverkehrskontrolle

ATPL (Airline Transport Pilot License): Pilotenlizenz, die zum Führen von Passagierflugzeugen bei kommerziellen Fluggesellschaften erforderlich ist

Boarding: Prozess, bei dem Passagiere in ein Flugzeug einsteigen

Briefing: Besprechung zwischen den Piloten, der Crew oder den Passagieren vor einem Flug, in der wichtige Informationen über den Flug vermittelt werden. Im Briefing mit der Crew geht es um Sicherheitsprozeduren und Notfälle.

Call-out: Ausruf oder Anweisung, die im Flugzeug während bestimmter Manöver oder bei Fehlern gemacht wird, um die Aufmerksamkeit der Crew zu steuern

CAT (Clear Air Turbulences): Turbulenzen, die in klarer Luft auftreten und schwer vorherzusagen sind

Chair Flying: mentale Übung, bei der eine Person (oft Pilot oder Pilotin in der Ausbildung) eine Flugphase oder einen kompletten Flugablauf in Gedanken durchgeht, während er oder sie entspannt auf einem Stuhl sitzt

Check: systematische Überprüfung von Flugzeugsystemen, -komponenten oder -verfahren, um deren ordnungsgemäße Funktionsweise sicherzustellen; auch die formelle Überprüfung der Fähigkeiten und Kenntnisse der Piloten, um sicherzustellen, dass sie den Anforderungen für das Fliegen eines bestimmten Flugzeugs oder das Ausführen spezifischer Verfahren entsprechen

Check-in: Prozess, bei dem Passagiere ihre Anwesenheit für einen Flug bestätigen, ihre Bordkarten erhalten und ihr Gepäck aufgeben

Checkliste: Liste von Schritten oder Aufgaben, die während des Fluges oder der Flugvorbereitung abgehakt werden müssen, um sicherzustellen, dass alle Sicherheits- und Betriebsanforderungen erfüllt sind

Chime: akustisches Signal im Flugzeug, das von der Crew verwendet wird, um bestimmte Informationen oder Ereignisse zu kennzeichnen (etwa die Aufforderung zur Anpassung des Sicherheitsgurtes)

Climb Thrust: Steigschub; der Schub, der während des Steigfluges eines Flugzeugs gesetzt wird

Complacency: Selbstzufriedenheit, die zu einer mangelnden Aufmerksamkeit oder einer zu großen Selbstsicherheit führen kann, oft mit negativen Folgen in der Performance

Corioliskraft: Kraft, die durch die Erdrotation erzeugt wird und die Bewegung von Luftmassen und Strömungen beeinflusst

CRM (Crew Resource Management): Konzept zur Verbesserung der Zusammenarbeit und Kommunikation zwischen Flugzeugbesatzung und anderen Beteiligten (zum Beispiel Bodenpersonal), um die Sicherheit und Effizienz zu erhöhen; umfasst Teamarbeit, Entscheidungsfindung, Stressmanagement und die optimale Nutzung aller verfügbaren Ressourcen

First Officer (FO): Erster Offizier oder Co-Pilot, der zweite Pilot an Bord eines Flugzeugs

Flaps: Auftriebshilfen eines Flugzeugs, die den Auftrieb erhöhen bei geringeren Geschwindigkeiten, zum Beispiel bei Start oder Landung

FOD (Foreign Object Damage): Schäden, die durch Fremdkörper auf den Start- oder Landebahnen verursacht werden

FORDEC: Entscheidungsfindungsmodell, kurz für *Facts, Options, Risk & Benefits, Decision, Execution und Check*

Gate: Bereich innerhalb eines Flughafens, an dem Passagiere vor dem Boarding in ein Flugzeug warten

Grounded: Kurzform von *AOG Aircraft on Ground;* Zustand, wenn ein Flugzeug wegen technischer Probleme, Wetterbedingungen oder anderer sicherheitsrelevanter Gründe nicht flugfähig ist und daher am Boden bleibt

ICAO (International Civil Aviation Organization): Organisation der Vereinten Nationen, die internationale Standards für die Luftfahrt festlegt

ITC (Innertropische Konvergenzzone): Zone, in der die Passatwinde aus der Nord- und Südhalbkugel aufeinandertreffen und häufig Stürme und schlechtes Wetter verursachen

Jets: starke, schmale Windströme in großer Höhe, die Flugrouten beeinflussen können

Konvektion: Prozess, bei dem warme Luft aufsteigt und kalte Luft nachströmt, was zu Wetterphänomenen wie Wolkenbildung und Turbulenzen führen kann; in der Luftfahrt oft bezogen auf Aufwinde, die bei starkem Temperaturunterschied entstehen und Störungen beim Flug verursachen können

Limits: Grenzwerte, die im Flugzeugbetrieb beachtet werden müssen, wie zum Beispiel Geschwindigkeits-, Höhen- oder Gewichtsbeschränkungen

Medical: medizinischer Check für Piloten, der sicherstellt, dass sie gesundheitlich in der Lage sind, ein Flugzeug sicher zu steuern

Negativitätsbias: psychologischer Effekt, bei dem negative Ereignisse oder Informationen stärker wahrgenommen und erinnert werden als positive

NOTAM (Notification to Airmen): Mitteilung, die wichtige Informationen über den Flugverkehr und den Luftraum enthält

OM (Operating Manual): Handbuch, das die operativen Verfahren und Richtlinien für den Flugzeugbetrieb enthält

Pilot Flying: Pilot, der während eines Fluges die Verantwortung für das Steuern des Flugzeugs übernimmt, inklusive Autopilot

Pilot Monitoring: Pilot, der während eines Fluges die Verantwortung für das Überwachen der Systeme und die Kommunikation übernimmt, während der andere Pilot das Flugzeug steuert

Placeboeffekt: Phänomen, bei dem ein Patient nach Verabreichung eines Scheinmedikaments aufgrund des Glaubens an die Wirksamkeit eine Verbesserung seines Zustands erfährt

Power Pose: Körperhaltung, bei der man sich groß und selbstbewusst aufstellt, um das Selbstvertrauen zu stärken

PPPPPP (Proper Planing Prevents Piss Poor Performance): Erinnerung daran, dass eine gute Vorbereitung Fehler und schlechte Leistungen verhindern kann

Pushback: Vorgang, bei dem ein Flugzeug von einem Terminal durch ein Schleppgerät rausgeschoben wird, da die Flugzeuge keinen Rückwärtsgang haben.

Reel (auch: Instagram-Reel): kurzes, vertikales Videoformat auf der Social-Media-Plattform Instagram, das bis zu 90 Sekunden lang sein kann

Resilienz: Fähigkeit, sich von Rückschlägen oder stressigen Situationen schnell zu erholen und weiterhin leistungsfähig zu bleiben

Seniorität: Dauer der Firmenzugehörigkeit; in der Luftfahrt häufig genutzt, um die Priorität bei der Zuteilung von Karrieremöglichkeiten, Dienstplangestaltung und Urlaubstagen zu bestimmen

Service: Dienstleistungen, die von der Fluggesellschaft und der Besatzung für die Passagiere während eines Fluges erbracht werden, zum Beispiel die Bereitstellung von Mahlzeiten und Getränken, Sicherheitsinformationen, Unterhaltung

Slot: festgelegtes Zeitfenster, in dem ein Flug starten darf, um den Luftraum effizient zu nutzen; auch CTOT genannt (Calculated Take-off Time)

SMART: Methode zur Zielsetzung, bei der Ziele spezifisch, messbar, attraktiv, realistisch und terminiert formuliert werden

Stall (Strömungsabriss): ein Zustand, in dem der Flügel nicht mehr komplett umströmt wird, sondern sich die Luftströmung vorher schon löst, was den Auftrieb verringert

Stall Recovery: Vorgang, das Flugzeug aus dem Strömungsabriss zu bringen und wieder in einen sicheren Flugzustand zu versetzen

Thermik: Aufwinde, die durch die ungleichmäßige Erwärmung der Erdoberfläche entstehen; kann für Segelflugzeuge und in der Luftfahrt im Allgemeinen von Bedeutung sein, da sie Flugzeuge in der Luft länger halten kann; kann jedoch auch Turbulenzen verursachen

Tower: Kontrollturm auf einem Flughafen, von dem aus die Flugverkehrskontrolle (ATC) für den Luftraum und den Flughafenbetrieb durchgeführt wird

TÜV (Technischer Überwachungsverein): Organisation, die in Deutschland für die Überprüfung und Zertifizierung von technischen Geräten und Anlagen verantwortlich ist

Type-Rating: spezielle Berechtigung, die Piloten benötigen, um ein bestimmtes Flugzeugmodell zu fliegen

Type Rating Instructor: Ausbilder, der Piloten das Type-Rating für ein bestimmtes Flugzeugmodell beibringt

WHO (World Health Organization/Weltgesundheitsorganisation): spezialisierte Agentur der Vereinten Nationen, die für die internationale öffentliche Gesundheit zuständig ist

Flugangst – Wie kann ich endlich angstfrei fliegen?

MIX
Papier | Fördert gute Waldnutzung
FSC® C109273

Druckprodukt mit finanziellem Klimabeitrag
ClimatePartner.com/20273-2407-1017

1. Auflage

Weyerstraße 88-90, 50676 Köln, Deutschland

Bei Fragen zur Produktsicherheit wenden Sie sich bitte an:
produktsicherheit@community-editions.de

Text: Suk-Jae Kim
Foto: Suk-Jae Kim
Layout, Design, Abbildungen & Satz: Joachim Buhmann
Cover: Alina Sawallisch
Projektleitung & Redaktion: Jana Bärenwaldt
Lektorat: Matthias Höhne

Gesetzt aus der Georgia Pro von Carter & Cone, der Uncage von Vladimir Klenov
und der Noto Color Emoji von Google

Community EDITIONS

Gesamtherstellung: Community Editions GmbH

ISBN 978-3-96096-517-6

Druck: Druk Intro, ul. Świętokrzyska 32, 88-100 Inowrocław, Polen

Printed in Poland

www.community-editions.de